I0441844

صحة الأسرة

دراسة عن صحة الأسرة في تربة المملكة العربية السعودية

الدكتور زهير أحمد السباعي

الطبعة الثاثة (2019)

ZOHAIR SEBAI

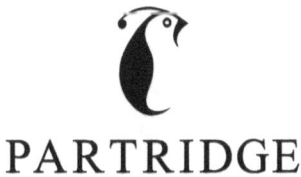

PARTRIDGE

Copyright © 2019 by Zohair Sebai.

ISBN: Softcover   978-1-5437-5284-7

All rights reserved. No part of this book may be used or reproduced by any means, graphic, electronic, or mechanical, including photocopying, recording, taping or by any information storage retrieval system without the written permission of the author except in the case of brief quotations embodied in critical articles and reviews.

Because of the dynamic nature of the Internet, any web addresses or links contained in this book may have changed since publication and may no longer be valid. The views expressed in this work are solely those of the author and do not necessarily reflect the views of the publisher, and the publisher hereby disclaims any responsibility for them.

Print information available on the last page.

To order additional copies of this book, contact
Toll Free 800 101 2657 (Singapore)
Toll Free 1 800 81 7340 (Malaysia)
orders.singapore@partridgepublishing.com

www.partridgepublishing.com/singapore

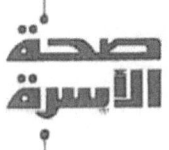

صحة
الأسرة

محتويات الكتاب

تمهيد

أجريت هذه الدراسة عن الوضع الصحى فى تربة البقوم على مرحلتين : المرحلة الأولى كانت فى عام ١٣٨٧ هـ وفيها قمت بدراسة حقلية عن الوضع الصحى فى تربة البقوم كجزء من رسالتى للدكتوراه فى الصحة العامة والصحة الدولية . وكان من أهم نتائج الدراسة أن الرعاية الصحية فى تربة تقتصر على الجانب العلاجى لرواد المركز الصحى ولا تعنى كثيرا بالرعاية الصحية الشاملة والتطوير الصحى للمنطقة . وقد وجدت من خلال البحث بعض الفوارق فى الأوضاع الصحية بين أطفال القرى والبادية نتيجة للمؤثرات الاقتصادية والاجتماعية والعادات والتقاليد الصحية .

وفى عامى ١٣٩٦ هـ و ١٤٠١ هـ أتيح لى أن أعود إلى تربة فى زيارتين قصيرتين لدراسة التغيرات التى طرأت على الرعاية الصحية فيها . وقد وجدت أن التغيرات كانت طفيفة إذا ما قيست بالنمو الاقتصادى والاجتماعى السريع التى تعيشه تربة .

ومن ثم فالكتاب يلقى بعض الضوء على الحالة الصحية فى تربة البقوم ، بما فى ذلك المؤثرات الاجتماعية والاقتصادية والثقافية ، كما أنه يستعرض التغيرات التى طرأت على الرعاية الصحية الأولية فى تربة فى الخمس عشرة سنة الأخيرة ، وفى نفس الوقت يحاول أن يرسم الملامح العريضة لتطوير الرعاية الصحية الأولية فى المملكة .

وفى رأيى أن مشكلة الرعاية الصحية الأولية ما هى إلا انعكاس لبرامج التعليم الطبى التى يتلقاها الطبيب وبقية أعضاء الفريق الصحى . هذه البرامج تهيىء الطبيب وزملاءه من العاملين فى الحقل الطبى لعلاج المرض أكثر مما تهيئهم لتقديم الرعاية الصحية الشاملة التى

تعنى بالوقاية والعلاج معا ، ومن ثم فان أجدى وسيلة لتطوير الرعاية الصحية هى العناية بتطوير برامج التعليم الطبى وبالتدريب الطبى المستمر ، حتى يتهيأ الفريق الصحى وعلى رأسه الطبيب لاعطاء الرعاية الصحية الشاملة التى تعنى بالانسان ككل جسدا وعقلا ونفسا كما تعنى بظروف البيئة من حوله ، وتوفر له أسباب الوقاية من خلال برامج التثقيف الصحى والتطعيم ضد الأمراض ورعاية الأم الحامل وبرامج التغذية وإصحاح البيئة ومكافحة الأمراض المتنقلة ، كما تعنى بعلاجه إذا مرض ورعايته وهو فى فترة النقاهة .

هذه الرعاية الصحية والشاملة الممتدة يجب أن تكون هى رسالة الطبيب وزملائه .. بدلا من الاقتصار على علاج المريض الذى يطرق بابه إذا ما ألم به عارض من مرض .

سبق وأن نشر هذا الكتاب باللغة الانجليزية فى عام ١٤٠١ هـ وأبدت منظمة اليونيسيف رغبتها فى ترجمته إلى اللغة العربية ، وفعلا تفضل مكتب المنظمة بالرياض مشكورا فقام بالترجمة الأولية ، غير أننا وجدنا من الضرورى إجراء بعض التعديلات على الترجمة بما يتلاءم مع القارىء المثقف غير المتخصص فأجملنا النواحى الصحية المتخصصة ، كما حذفنا بعض الجداول والرسوم البيانية والمعادلات الاحصائية بما لا يخل بالجوهر ويمكن للقارىء الرجوع إلى تفاصيلها فى النسخة الانجليزية ، وفى نفس الوقت احتفظنا بقائمة المراجع باللغة الانجليزية . وبعد كل هذا فهو جهد المقل .

نسأل الله أن يسدد خطانا جميعا لما فيه الخير لهذه الأمة والعالم الاسلامى . « وقل اعملوا فسيرى الله عملكم ورسوله والمؤمنون »

المؤلف

مقدمة

المملكة العربية السعودية بلد متطور . ففى الفترة بين عامى ١٣٨٠ هـ و ١٤٠٠ هـ تضاعف حجم الرعاية الصحية عدة مرات وعلى جميع المستويات ، ابتداء من الرعاية الصحية الأولية (المراكز الصحية والمستوصفات) إلى المستشفيات الكبيرة المتخصصة .

وفى تربة البقوم لمس التطور الاقتصادى والاجتماعى كل جوانب الحياة ، بما فى ذلك التحسن فى دخل الأسرة والسكن والغذاء والتعليم ، إلا أن الرعاية الصحية الأولية رغم نمو حجمها وزيادة عدد العاملين فيها لم تتغير نوعيا بالقدر الذى يريده المسئولون عندنا ، إذ لا يزال الاهتمام بها مركزا على تقديم العلاج للمرضى بدلا من الرعاية الصحية الشاملة . هذا الوضع لا نجده فى المركز الصحى بتربة فقط ، وإنما أيضا فى مراكز صحية أخرى فى أنحاء متفرقة من المملكة .. فى عسير (٧٨) والحجاز (٥٢) والقصيم (٧٩,٦) ، كما نجده أيضا فى كثير من الدول حولنا (٧٧,٧٦) .

وفى تقدير منظمة الصحة العالمية أن ٨٠ ٪ من الخدمات الصحية لأى مجتمع يمكن تقديمها من خلال مراكز الرعاية الصحية الأولية . هذه الرعاية (العلاجية الوقائية والتطويرية) هى حجر الأساس فى شعار المنظمة « الصحة للجميع عام ٢٠٠٠ م » الذى وافقت عليه جميع الدول الأعضاء فيها . وقد أولى المسئولون فى المملكة مراكز الرعاية الصحية الأولية كثيرا من الاهتمام . وترمى خطة التنمية الحالية (١٤٠٠ ـــ ١٤٠٥ هـ) إلى زيادة عددها من ٣٨٠ إلى ٥٠٥ مراكز أى بزيادة قدرها ٦٤ ٪ .

والصورة التى نراها لتربة البقوم من خلال الكتاب تنبهنا إلى أن مجرد الزيادة فى عدد المراكز الصحية أو حتى نمو حجمها لا يكفى .. إذ من الضرورى أن يصاحب التوسع فى إنشاء مراكز جديدة للرعاية الصحية الأولية استغلال أفضل للمراكز القائمة ، وذلك بتدريب العاملين وتحسين مستوى الأداء وتطوير الادارة .

شكر وتقدير

يسعدنى أن أتقدم بوافر الشكر والتقدير لكل من كان لهم الفضل فى تسهيل الدراسة الحقلية والاسهام فى اخراج هذا الكتاب إلى حيز الوجود وأخص بالشكر معالى الشيخ حسن بن عبد الله آل الشيخ ومعالى الشيخ عبد الرحمن أبا الخيل والأستاذ الدكتور تيموثى بيكر من جامعة جونز هوبكنز وأمراء ومشايخ تربة البقوم والأخوة والأخوات الذين شاركونى فى العمل .

ولا أنسى ما قدمته لى زوجتى من مساعدة فعلية وتشجيع كنت أحوج ما أكون إليهما فى كثير من الأوقات .

كما يسعدنى أن أشكر مؤسسة تهامة على جهدها الطيب فى نشر الكتاب بلغتيه العربية والانجليزية ، ومكتب منظمة اليونيسيف بالرياض لتشجيعه على اصدار الكتاب باللغة العربية ، كما اتقدم بالشكر إلى المسؤولين فى كل من وزارة الصحة ووزارة التخطيط والادارة العامة للاحصاء بوزارة المالية ، على تزويدى بالاحصائيات الخاصة بالموارد البشرية والشكر أيضا أوجهه للأخوة واصف سليمان الراعى ، وأحمد موسى رزق ، وعبد المنعم محمد صالح على جهدهم فى إخراج الكتاب .

الفصل الأول

الأرض والناس

- المملكة العربيَّة السُّعوديَّة
- تربَة البقوم .

المملكة العربية السعودية

فى عام ١٣٥١ هـ أصدر جلالة المغفور له الملك عبد العزيز آل سعود مرسوما ملكيا يقضى بتوحيد الحجاز ونجد تحت اسم المملكة العربية السعودية ، ومنذ هذا التاريخ والمملكة تتمتع باعتراف كامل باعتبارها دولة مستقلة .

تحتل المملكة الجزء الأكبر من شبه الجزيرة العربية ، يحدها شمالا الأردن والعراق والكويت ، وغربا خليج العقبة والبحر الأحمر ، وجنوبا الجمهورية العربية اليمنية وجمهورية اليمن الشعبية الديمقراطية ،وشرقا عمان وقطر والامارات العربية المتحدة والخليج العربى ، وتبلغ مساحتها ٢,١٤٩,٠٠٠ كم٢ . أى أنها أكبر من مساحة انجلترا وفرنسا وإيطاليا وألمانيا وبلجيكا مجتمعة .

ويمتد الدرع العربى شرقا من الحجاز إلى نجد فى شكل بروز ينحنى حول خليج العقبة إلى نقطة تبعد حوالى ٢٠٠ كم شرق الرياض ، ثم يتجه نحو الجنوب بالقرب من البحر الأحمر ، ويقع الجزء الأكبر من المنطقة الصحراوية شرق الدرع ، وتتصل صحراء النفوذ فى الشمال والربع الخالى فى الجنوب بحزام الدهناء الرملى .

وشبه الجزيرة العربية من أكثر الأقاليم دفئا فى العالم ، تتروح درجة الحرارة فيها خلال أشهر الصيف من ٩٧ إلى ١١٩ درجة فهرنهايت . أما فصول الشتاء فمعتدلة إلى باردة فى بعض المناطق .

معدل سقوط الأمطار على شبه الجزيرة منخفض نسبيا إذ لا يزيد عن ٤ بوصات سنويا ، ومن المناطق التى تسقط عليها كميات أوفر من الأمطار سلسلة جبال عسير فى الجنوب الغربى . وتنتشر المناطق الزراعية على مسافات متباعدة ، كما أن الحياة النباتية محدودة . أهم المحاصيل الزراعية التمر والقمح والشعير والذرة ، وتزرع الفواكه والخضروات بكميات آخذة فى التزايد .

قدر عدد سكان المملكة العربية السعودية فى عام ١٤٠٠ هـ بـ ٨٫٨ مليون نسمة . وتختلف التقديرات حول نسبة البدو ، إلا أن المتعارف عليه هو أنهم يمثلون حوالى ٢٠٪ من السكان ، وحتى عام ١٣٤٥ هـ عندما امتد سلطان المغفور له جلالة الملك عبد العزيز آل سعود فشمل القطاع الأوسط من شبه الجزيرة كانت أكثر أرجاء البلاد تعيش فى شبه عزلة عن بقية العالم لما كانت تعانيه من فقر وأرض جدباء . ورغم أن اكتشاف البترول فى شرق المملكة بدأ فى عام ١٣٥٣ هـ ، إلا أن استخراجه لم يبدأ تجاريا إلا فى عام ١٣٥٧ هـ . ومن هذا التاريخ انطلقت المملكة تلاحق الزمن ، وبدأت فى الأخذ بأسباب الحضارة الحديثة وعلى مدى الخمسة والعشرين عاما التى خلت شمل التطور المتلاحق كل جوانب الحياة فيها بما فى ذلك الجوانب الثقافية والاجتماعية والاقتصادية ، ولازال هناك الكثير .

يعتبر توطين البدو من أهم سمات التغير الحضارى السريع فى المملكة ، وهو يسير بخطى متلاحقة يساعد على ذلك عوامل الجفاف والاتصال الاجتماعى والجغرافى بين المدينة والبادية بالاضافة الى الحاجة الماسة إلى أيد عاملة للعمل فى أجهزة الدولة والقطاع الخاص . ولا تتوافر لدينا معلومات كافية عن الظروف الصحية وما يرتبط بها من عوامل اقتصادية واجتماعية سواء للبدو الرحل أو سكان الهجر والقرى ، وقد كان ذلك أحد البواعث الرئيسية وراء القيام بهذه الدراسة .

الحالة الاقتصادية :

بلغ انتاج المملكة من البترول عام ١٤٠٠ هـ ما يوازى ١٥٫٥ ٪ من إجمالى إنتاج البترول فى العالم . وتمثل صناعة البترول وحدها ٦٥٫٥ ٪ من إجمالى الناتج القومى ، والمملكة تتمتع باستقرار اقتصادى ومكانة قوية بالنسبة للنقد الأجنبى ، مع وجود فائض فى ميزان المدفوعات الدولية . ولقد زاد إجمالى الناتج القومى من ٦٥٤٣ مليون ريال (١٤٥٤ مليون دولار) عام ١٣٨٥ هـ إلى ٣٨٦ بليون ريال (١٠٠ بليون دولار) عام ١٤٠٠ هـ مما يحقق واحدا من أعلى معدلات الدخول فى العالم .

وتركزت جهود حكومة المملكة فى السنوات العشر الأخيرة على تطوير الصحة والتعليم والمواصلات والزراعة وموارد المياه والمعادن ، كما تركز الجهد فى القطاع الخاص على تشجيع الاستثمارات الخاصة واجتذاب الخبرات الأجنبية اللازمة للتصنيع والانشاء .

الزراعة :

تواجه الزراعة فى المملكة العربية السعودية مشاكل كثيرة باعتبار أن الأراضى الصالحة للزراعة فيها محدودة ، ويبلغ إجمالى المساحة المزروعة ٥٧٢ ألف هكتار (٠,٢٣ ٪ فقط من مساحة المملكة) يقوم على خدمتها ٦٠٠ ألف عامل أى بمعدل ٠,٩٨٧ هكتار لكل عامل وهو معدل منخفض . وتمثل الزراعة ١ ٪ من إجمالى الناتج القومى .

التعليم :

لقى التعليم فى المملكة العربية السعودية اهتماما بالغا ، فقد دأبت وزارة المعارف فى الستينات على إنشاء ما يقارب من مائة مدرسة ابتدائية فى العام (قد تكون فصلا دراسيا فى قرية أو هجرة) ، واليوم نجد أن كل طفل وكل فتى أو فتاة يستطيع أن يكمل تعليمه مجانا حسب ما تسمح به قدراته الشخصية ، وارتفعت ميزانية التعليم فى المملكة فى الفترة ما بين ١٣٨٥ و ١٤٠٠ هـ من ٤٠٨,٣ مليون ريال إلى ١٧,٤ بليون ريال وفى نفس الفترة زاد عدد الطلاب من ٢٥٢ ألفا إلى ٩٣٧ ألفا . بينما زاد عدد الطالبات من ٤٩ ألفا إلى ٥٠٥ آلاف .

وتعتبر جامعة الملك سعود أولى جامعات المملكة ، تأسست عام ١٣٧٧ هـ وبدأت وقتها بكلية واحدة (كلية الآداب) . وفى عام ١٤٠١ هـ بلغ عدد الجامعات فى المملكة سبع جامعات تضم ما يزيد على ٤٠ كلية ، وزاد عدد طلبة الجامعات فى الفترة ما بين ١٣٨٥ و ١٤٠٠ هـ من ٣٠٠٠ إلى ٣٦٠٠٠ بينما زاد عدد الطالبات من ٦٦ إلى ١٣,١٠٠ .

الخدمات الصحية :

نمت الخدمات الصحية منذ إنشائها فى عام ١٣٧٠ هـ حتى أواخر الثمانينات الهجرية بمعدلات بطيئة ، ومع بداية العقد الماضى شهدت البلاد تطورا كبيرا فى كل مجالات الحياة ، بما فى ذلك الخدمات الصحية . أحد البواعث الرئيسية وراء هذا التطور هو الزيادة الكبيرة فى عوائد البترول ، وما تبعها من تحسن فى التعليم والنقل والمواصلات والاسكان والخدمات الصحية .

تتباين المشاكل الصحية فى المملكة بدءاً بالأمراض المعدية مثل الملاريا والبلهارسيا إلى أدواء المجتمع الحديث مثل ضغط الدم والتلوث وحوادث الطرق ، وتظل الصعوبة الأساسية فى الخدمات هى نقص الفئات السعودية المدربة تدريبا جيدا فى المجال الصحى .. الأمر الذى لفت نظر المسئولين فأخذوا يعملون على تداركه .

تنقسم البلاد إلى عشر مناطق صحية ، يرأس الشئون الصحية فى كل منها مدير منطقة صحية ، ومع أن التخطيط واتخاذ القرارات لايزال فى بعض جوانبه مركزا فى الرياض إلا أنه قد بدىء فى إعطاء مزيد من الصلاحيات لمدراء المناطق الصحية . يوضح جدول (١) مدى توافر المرافق الصحية فى عام ١٣٩٩ هـ ، والواقع أن وجود ١٤,٢٠٠ سرير (١٨ سريراً لكل ١٠ الاف من السكان) و ٣٨٠ مركزا صحيا (بطبيب) و ٥٠٦ مستوصفات (بدون طبيب) يعنى أننا نتمتع بمعدلات طبية بالنسبة إلى دول العالم النامى ، ويؤمل المسئولون اطراد النمو .

جدول (١)

المرافق الصحية فى المملكة فى عام ١٣٩٩ هـ موزعة حسب القطاعات

القطاعات	مستشفيات	أسرة	عيادات خاصة	مراكز صحية	مستوصفات
وزارة الصحة	٧٠	١٠,٤١٢	—	٢٩٩	٥٠٦
مصالح حكومية أخرى	١١	٢,٦٠٥	—	٨١	—
القطاع الخاص	١٥	١,١٨٣	٤٤٧	—	—
إجمالى	٩٦	١٤,٢٠٠	٤٤٧	٣٨٠	٥٠٦

وقد ساعد على التوسع فى الخدمات الصحية استقطاب القوى البشرية بكل فئاتها من الدول العربية والأوربية والأمريكية وشبه القارة الهندية والشرق الأقصى مما أدى إلى الوصول بالخدمات الصحية إلى كل مدينة وقرية فى المملكة ، إلا أن تباين الخلفيات التعليمية والثقافية بينهم أوجد بضعة مشاكل أهمها : صعوبة الاتصال الحضارى واللغوى ،

واختلاف المستويات العلمية ، كما أحدث توافدهم السريع توزيعا غير متوازن بين الريف والمدينة .. هذا بالاضافة إلى التركيز على الرعاية الطبية العلاجية ، بدلا من الرعاية الصحية الشاملة (الوقاية والعلاج) .

يعمل ٦٥ ٪ من مجموع العاملين فى الحقل الصحى فى وزارة الصحة و ٢٠ ٪ منهم فى الأجهزة الحكومية الأخرى (مثل الدفاع والأمن العام والهلال الأحمر والحرس الوطنى والصحة المدرسية ورئاسة تعليم البنات ووزارة الشئون البلدية والقروية) و ١٥ ٪ منهم فى القطاع الخاص .

ويبلغ عدد الأطباء العاملين فى المملكة ٥٣٠٠ طبيب من بينهم ٦٠ ٪ أطباء عامين أما الباقون فحاصلون على دبلومات تتراوح مدتها من سنتين إلى أربع سنوات . وقد أدرك المسئولون أنه لا يوجد توزيع متوازن للأطباء بين المدن والريف ، فمعظم الأطباء يعلمون فى المستشفيات والمراكز الصحية والعيادات الخاصة فى المدن ، لذلك أجريت دراسة عن القوى البشرية فى القطاع الصحى فى عام ١٣٩٧ هـ لتحديد أطراف المشكلة ، ومن ثم إيجاد الحلول المناسبة لها .

تدرب معظم الأطباء العاملين فى المملكة فى مؤسسات تعليمية ومستشفيات تركز على النواحى العلاجية دون الوقائية ، وعلى العلاقة بين الطبيب والمريض بدلا من العلاقة بين الفريق الصحى والأسرة كوحدة للمجتمع ، ولا يتوافر لدى الكثيرين من الأطباء والعاملين فى الحقل الصحى المعرفة الكافية بالمؤثرات البيئية على الصحة والمرض أو الخلفية الاجتماعية والاقتصادية والثقافية للمجتمع السعودى .

ومن بين مجموع الأطباء (٥٣٠٠ طبيب) هناك ٤٦٠ طبيبا سعوديا (٩ ٪) ، ومن المنتظر أن يبلغ عدد المتخرجين من كليات الطب الأربع فى المملكة ٣١٣٠ طبيبا مع نهاية عام ١٤١٥ هـ ، كما يتوقع فى نفس الوقت تخرج ١٣٠٠ طبيب سعودى من الجامعات فى خارج المملكة ، وبهذا سوف تقفز نسبة الأطباء السعوديين إلى مجموع الأطباء العاملين فى المملكة من ٩ ٪ إلى حوالى ٥٠ ٪ فى نحو ١٥ عاما .

يبين جدول (٢) نسبة السعوديين (أطباء وغير أطباء) إلى مجموع العاملين فى مجال الصحة ، وإلى وقت قريب كان التعاقد يتم فى أغلبه من مصر والهند وباكستان ،

أما الآن فيتم استقدام أعداد أكبر من أفراد الفريق الصحى من الشرق الأقصى وبريطانيا وأمريكا الشمالية .

جدول (٢)

نسبة العاملين السعوديين إلى مجموع العاملين فى القطاع الصحى (١٤٠٠ هـ)

	مجموع العاملين	عدد السعوديين	النسبة المئوية
أطباء	٥,٣٠٠	٤٦٠	٪ ٠٩
أطباء أسنان	٢٨٠	٣٠	٪ ١١
مساعدون صحيون	١٢,٨٠٠	٢٧٠٠	٪ ٢١

ولا يتجاوز مجموع الأطباء (سعوديين وغير سعوديين) من المتخصصين فى مجال الصحة العامة ١٠٠ طبيب ، أما الأطباء السعوديون الذين تخصصوا فى مجال الصحة العامة فهم (خمسة) أطباء فقط .

فى عام ١٣٩٧ هـ كان مجموع المساعدين الصحيين ٩٩٠٠ ، منهم ٤٦ ٪ ممرضات و ١٨ ٪ ممرضين ، و ٣٦ ٪ مساعدين فنيين آخرين ، وبلغت نسبة السعوديين منهم ٢٠ ٪ (لا تتجاوز نسبة الممرضات السعوديات ٧ ٪ من مجموع الممرضات) . وقد كان معظم المساعدين الصحيين يستقدمون من مصر والباكستان والهند أما الآن فيستقدم أعداد أكبر منهم من الفلبين وكوريا الجنوبية .

ولزيادة عدد السعوديين العاملين فى مجال الصحة أنشئت فى الفترة مابين ١٣٨٩ و ١٤٠٠ هـ أربع كليات طب ، وكلية طب أسنان ، وكلية علوم صحية ، وكلية طب بيطرى ، وبرنامج لادارة المستشفيات فى كلية العلوم الادارية .. بالاضافة إلى كلية الصيدلة التى أنشئت فى أوائل الستينات . ولتدريب المساعدين الصحيين توجد ثلاثة معاهد صحية وسبع مدارس تمريض وتعد خطط التنمية بانشاء المزيد من المعاهد الصحية ومدارس التمريض .

تــربـة البـقــوم

جغرافيا :

تقع منطقة « تربة البقوم » فى غرب المملكة على بعد ١٤٥ كم إلى الشرق من مدينة الطائف (شكل ١) وتبلغ مساحتها حوالى ١٨,٥٠٠ كم² ، وتمتد على مدى ٩٠ كم من « شعر » فى الشمال إلى « الخيالة » فى الجنوب ، ومن « حرة تربة » شرقا إلى « جبل حضن » غربا وهو موقع جغرافى هام يفصل بين نجد والحجاز . وتتوسط المنطقة مدينة تربة أو كما يدعوها الأهالى « السوق » .

ويجرى فى منطقة تربة واديان ، هما « وادى تربة » و « وادى كرا » .. يمتدان من الجنوب إلى الشمال ، ويحاذى أحدهما الآخر حتى يلتقيا فى جنوب الحدود الشمالية لتربه ، ويبلغ أقصى عرض للمنطقة البركانية الواقعة بين الواديين ٦ كم ، وتنتشر المساحات الزراعية بين الواديين وعلى أطرافهما وتحيط بها مناطق للرعى .

تتزود تربة بالمياه عن طريق الآبار السطحية ، وتنمو فيها أشجار النخيل والموالح والخضروات . وكنتيجة للجفاف أصبحت معظم الأراضى للأسف غير منتجة ، وحسب تقارير وزارة الزراعة كانت الأراضى المزروعة فى تربة ٦٠٩ هكتارات فى عام ١٣٧٨ هـ انخفضت إلى ٤٢٠ هكتارا فى عام ١٣٨٥ هـ وتصدر تربة منتجاتها الزراعية إلى أسواق مكة والطائف .

تاريخيا :

لتربة البقوم حضارة عريقة تبرز بعض ملامحها من خلال آثار قديمة وجدت على بعد كيلومترات جنوب « السوق » عثر فيها على أوان فخارية يرجع تاريخها إلى ما قبل العصر الاسلامى ، كما تم اكتشاف حجر من الصوان فى المنطقة الصحراوية الواقعة شمالا يرجع تاريخه إلى العصر الحجرى الحديث . وتتميز تربة بموقع استراتيجى عند سفح جبل حضن

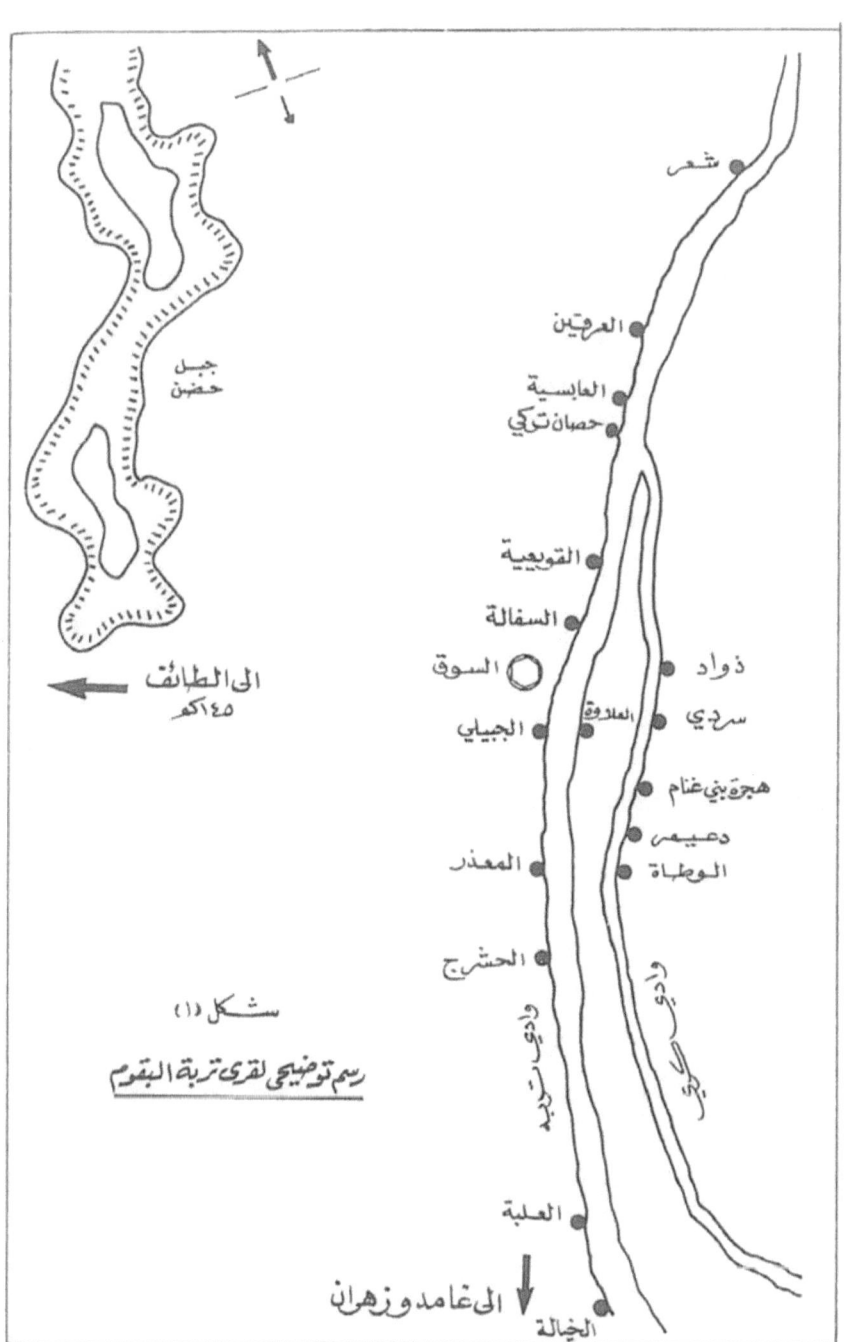

شـكـل (١)

<u>رسم توضيحي لقرى تربة البقوم</u>

الذى يقع بين نجد والحجاز مما جعلها مسرحا لكثير من المعارك كان آخرها الحروب التى قامت بين قوات جلالة الملك عبد العزيز الزاحفة من نجد فى اتجاه الحجاز والقوات الهاشمية فى تربة ، وكان انتصار القوات السعودية فى تربة حاسما حيث انطلقت جيوش المغفور له الملك عبد العزيز من تربة إلى الطائف ومنها إلى بقية الحجاز .

وقبل توحيد المملكة على يد المغفور له جلالة الملك عبد العزيز كان لكل قبيلة ما يشبه الاستقلال الذاتى ، وكثيرا ما تبرز إحدى العشائر فتكون لنفسها كيانا مستقلا مما يؤدى إلى قيام المناوشات بين القبائل وداخل القبيلة الواحدة ، إلى أن جاء جلالة الملك عبد العزيز فوضع حدا للصراعات القبلية .

السكان :

ينتمى معظم سكان تربة إلى قبيلة البقوم وهى من أكبر القبائل فى المملكة وتنقسم إلى فرعين : وازع والمحاميد . وينقسم كل فرع منهما إلى نحو ١٤ فخذا (شكل ٢) .

فى عام ١٣٨٧ هـ قدر عدد سكان تربة بـ ٣٠ ألف نسمة وفى عام ١٤٠١ هـ أصبح عدد السكان ٤٥ ألف نسمة . وذلك نتيجة للنمو الطبيعى ، وهجرة القبائل البدوية القادمة من خارج تربة ، بالاضافة إلى الأيدى العاملة الأجنبية التى تستقدم للعمل فى البناء والأعمال الحرفية .

يتكون سكان المنطقة من ثلاث فئات : المستوطنين ويسكنون فى قريتى السوق والعلاوة ، وشبه المستوطنين وهم الذين استقروا حديثا فى الهجر بعد ترحال ، والبدو الرحل . وفى السنوات العشر الأخيرة تغيرت نسبة التوزيع السكانى للفئات الثلاث من السكان ، كما تغير الكثير من أسلوب حياتهم ونمط معيشتهم ومستوى التعليم والوعى بينهم .

نمت الهجر فى تربة نموا سريعا نتيجة للاستيطان وبالتالى انخفضت نسبة البدو الرحل فى المنطقة من ٣٠ ٪ تقديرا فى عام ١٣٨٧ هـ إلى ٢٠ ٪ تقديرا عام ١٤٠١ هـ . وتشير تقارير الأمم المتحدة إلى أنه مع حلول عام ١٤١٥ هـ سوف يطوى آخر بدوى فى العالم خيمته مهاجرا إلى المدينة .

شكل (٢)

فرعا قبيلة البقوم

البقوم

المحاميد	وازع
الموركة	البضاعات
المرازيق	الخماسين
هذيل	الريحات
الدهمة	الفضول
الكرزان	القرامدة
(١٦ فخذا)	(١٤فخذا)

القرى :

بلدة تربة أو « السوق » هي أقدم قرى تربة وأكبرها وتعتبر عاصمتها الادارية ،
توجد فيها الامارة والمكاتب الحكومية ومركز التنمية الاجتماعية والسوق الرئيسي . قدر عدد
سكانها عام ١٤٠٠ هـ بحوالي ٩ الاف نسمة ، ٧٠ ٪ منهم من قبيلة البقوم ، ومعظمهم
من فرع المحاميد . أما الباقون فبعضهم ينحدر من أصل أفريقي والبعض الآخر لا ينتمي
إلى أصل قبلي ، بالاضافة إلى الأيدى العاملة الأجنبية ، ويربط السوق بمدينة الطائف طريق
مزفت طوله ١٤٥ كم .

العلاوة هي ثاني قرية في تربة وتقع على بعد ٥ كم جنوب السوق ، عدد سكانها
٥٠٠٠ نسمة تقريبا ، معظمهم من فرع وازع وحوالي ٨ ٪ منهم من الأشراف ، وتبلغ
المساحة المزروعة في قرية العلاوة ٢٠ ٪ من مجموع المساحة المزروعة في تربة .

مناطق الاستيطان (الهجر) :

بدأ تهجير البادية في المملكة بشكل منظم منذ ما يقرب من خمسين عاما ، وقد
شجع المغفور له الملك عبد العزيز آل سعود حركة التهجير .. وواحدة من أوائل الهجر التي
قامت في ذلك الحين كانت هجرة « بني غنام » في تربة ، وبحلول عام ١٣٨٥ هـ بلغ
عدد الهجر في تربة ١١ هجرة ، ووصل عددها إلى ٢٦ هجرة في عام ١٤٠١ هـ ، كما
تضاعف عدد سكانها تقريبا ، ويختلف عدد المنازل في الهجرة الواحدة من ٦٠ منزلا
(العصلة) إلى أكثر من ٢٠٠ منزل (العرقين) .

يتم اختيار موقع الهجرة عادة من قبل بعض أفراد القبيلة ممن يتسمون بالحكمة وبعد
النظر . يقول الشيخ ثامر : « تلمست الأرض ٰ وتفقدت فروع الوادي وسفوح الجبال ثم
قلت لقومي هنا تزرعون النخيل ، وهناك تغرسون أشجار الموالح » ويستقر بعض أفراد
الجماعة ثم يلحق بهم آخرون على مر السنين ، ويتم تنظيم أمور الهجرة على يد شيخها
أو « أميرها » الذي يقوم بتوزيع الأراضي بين القادمين حسب مكانتهم في القبيلة وحجم
أسرهم . وعادة ما تحيط بالهجرة حدود واضحة المعالم تفصلها عن ما جاورها من هجر .

وتشجع الحكومة على الاستيطان وذلك بمساعدة المزراعين الجدد فى استصلاح الأراضى وتزويدهم بالآلات والبذور والأسمدة والقروض المالية .

فى الهجر يزرع النخيل والخضروات وأشجار الموالح ، وحول البساتين تزرع أشجار الأثل لتصد الرمال السافية ، ويقوم بعض السكان بتربية الماعز والأغنام كمصدر إضافى للدخل ، وفى الهجر تتحول بيوت الشعر السوداء المصنوعة من صوف الماعز تدريجيا وعلى مر الأيام إلى أكواخ وبيوت من الطين والحجارة ، وفى الآونة الأخيرة قامت فيها مبانى الأسمنت المسلح .

البدو الرحل :

يعيش البدو الرحل فى بيوت من الشعر — لا يقبل البدوى أن تسمى بيته خيمة — ويقومون بتربية الماعز والأغنام وقليل من الجمال والبقر ومراعيهم الأساسية هى الخيالة والعلبة (حوالى ٥٠ كم عن السوق) ، وجبل حضن (٤٠ كم شمال غرب السوق) ورياض بنى غنام (١٤٠ كم شمال السوق) .

وفى الشتاء (موسم الأمطار) يعيش البدو فى جماعات صغيرة (من ٣ إلى ١٠ بيوت) وعلى مسافات متباعدة حيث ترعى الأغنام بحرية ، وفى الصيف عندما تقل الأمطار ويندر العشب يتجمع البدو حول عيون المياه فى جماعات تتروح من ٣٠ إلى ٥٠ بيتا ، وقد ألغت الحكومة النظام المعروف بـ (الحمى) حيث تحتفظ القبيلة أو فرع منها بمنطقة للرعى خاصة بها ، وفى العقد الأخير أصبح تحرك البدو محدودا نتيجة للجفاف وقلة المرعى والميل إلى الاستيطان .

الفصل الثاني

تربة في الماضي ١٣٨٧هـ

- الدراسة الحقلية .
- الحياة الاقتصادية .
- الحياة الاجتماعية .
- صحة الأم والطفل .
- صحة البيئة
- الوضع الصحي للأطفال .
- المفاهيم الصحية
- الرعاية الصحية .

الدراســة الحقليّـة

منهج البحث :

فى صيف عام ١٣٨٦ هـ غادرت جامعة جونز هوبكنز بمدينة بالتيمور بالولايات المتحدة الأمريكية إلى المملكة لكى أقوم بجولة استطلاعية أحدد من خلالها أهداف ووسائل البحث الميدانى المطلوب منى لنيل درجة الدكتوراه .

وفى خلال الأشهر الأربعة التى أمضيتها فى المملكة فى جولتى الاستطلاعية قمت باجراء مسح ميدانى فى سبعة مجتمعات مختلفة شملت وادى فاطمة وتربة البقوم وجبال الشفا وقرية صفوى وجزيرة تروت ومنطقة كبشان وقرية الهيائم (شكل ٣) ، وذلك تمهيدا لاختيار المكان المناسب لاجراء البحث ، والتقيت فى نفس الوقت بالمسئولين فى الوزارات والمصالح الحكومية لتحديد الامكانيات المطلوبة للبحث وسبل تحقيقها .

من بين المناطق التى زرتها ، وجدت تربة البقوم أكثرها ملاءمة لاجراء الدراسة ، وقد وجهنى إليها معالى الشيخ عبد الرحمن أبا الخيل وزير العمل والشئون الاجتماعية آنذاك ، وذلك للاعتبارات الآتية :

١ — تضم تربة ثلاثة مجتمعات فى مراحل مختلفة من الاستيطان : سكان القرية ، وسكان الهجر ، والبدو الرحل .
٢ — أبدى أمير تربة وشيوخ القبائل فيها استعدادهم للتعاون فى إجراء البحث .
٣ — وجود مركز التنمية الاجتماعية وهو واحد من سبعة عشر مركزا أنشئت خلال الستينات الميلادية فى أنحاء المملكة للنهوض بالجوانب الاجتماعية والاقتصادية والتعليمية ، وقد وجدت فى مديره الأستاذ نعيم التمكانى والعاملين فيه استعدادا طيبا للمساعدة فى إجراء البحث .

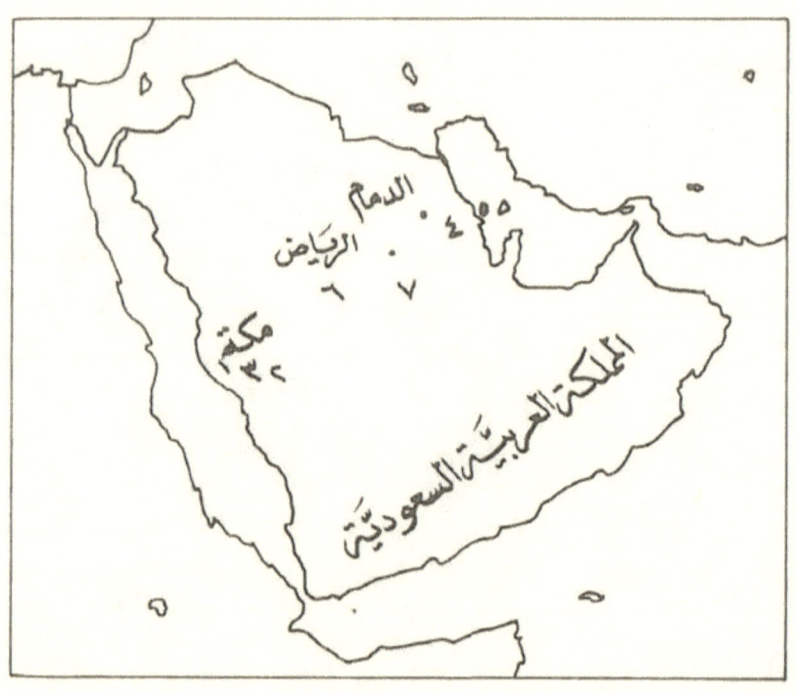

شكل ٣ - المناطق التي أجريت فيها الدراسة الاستطلاعية

١- وادي فاطمة
٢- وادي تربة
٣- جبال الشفا
٤- قرية صفوى
٥- جزيرة تاروت
٦- منطقة كبشان
٧- قرية الهلايم

بعد الجولة الاستطلاعية عدت إلى الولايات المتحدة لأتهيأ للبحث الميداني بما فى ذلك وضع خطة العمل واستمارات البحث وشراء معدات المختبر والفحوص الاكلينيكية ، وفى أوائل صيف ١٣٨٧ هـ غادرت بالتيمور عائدا إلى المملكة لاجراء الدراسة الميدانية .

اعتمدت الدراسة الميدانية على افتراض أولى وهو أنه لا توجد فوارق جذرية فى الأوضاع الصحية للأطفال فى المجتمعات الثلاثة (المستقرة وشبه المستقرة والبادية) فى تربة ، وقد بنى هذا الافتراض على عدة اعتبارات جاءت نتيجة للجولة الاستطلاعية أهمها :

(أ) عدم وجود فوارق كبيرة فى الوعى والسلوك الصحى بين المستقرين والبدو الرحل .

(ب) يبدو أن خدمات المركز الصحى والتى تتوافر للسكان المستقرين ليس لها تأثير كبير على وضعهم الصحى .

وبناء على هذا تحددت أهداف وعناصر الدراسة الميدانية كالتالى :

أهداف الدراسة :

١ ــ دراسة الأوضاع الصحية للأطفال (من سن الولادة حتى الرابعة من العمر) إكلينيكيا ومعمليا وانثروبومتريا فى المجتمعات الثلاثة (المستقرين وشبه المستقرين والبادية الرحل) فى تربة .

٢ ــ دراسة العوامل الاقتصادية والاجتماعية والبيئية التى تؤثر على الوضع الصحى للأطفال فى كل من المجتمعات الثلاثة .

٣ ــ تقييم الخدمات الصحية .

عناصر الدراسة :

أجريت الدراسة فى صيف عام ١٣٨٧ هـ . ولم يكن هناك بيت واحد من الاسمنت فى تربة آنذاك ، إذا استثنينا بعض المكاتب الحكومية ومركز التنمية الاجتماعية . واليوم .. نتيجة للتطور الاقتصادى والاجتماعى الذى عم المنطقة فى السنوات العشر الأخيرة تقوم فى تربة مئات من البيوت المبنية بالأسمنت المسلح ، كما اختفت أو تكاد من الهجر بيوت الشعر والأكواخ التى كانت تبنى من أغصان الشجر والصفيح . ولمس التغير البادية كما سنرى فى الفصول القادمة .

شارك فى الدراسة فريق مكون من ٢١ شخصاً بما فى ذلك طبيب المركز ومجموعة من الممرضين والممرضات والباحثين والباحثات ومساعدى المعمل . واستغرق العمل منا ثلاثة شهور .. درسنا خلالها ٣١٤ أسرة فى ست مناطق مختلفة هى السوق وكرا والعرقين والجبيلى والعلبة وضواحى الهجر . (جدول ٣)

جدول (٣)

المناطق التى أجرى فيها البحث ، وعدد الأسر التى بحثت فى كل منها ، ونوع المساكن .

المنطقة	المسافة من السوق (كم)	بيت طين	عشة	بيت شعر	إجمالى
السوق	—	٨٧	—	—	٨٧
العلاوة	٤	—	—	١٣	١٣
الجبيلى	٨	٧	١٣	٢٨	٤٨
كرا	١٨	٤٨	٢٢	١٧	٨٧
العرقين	٢٧	٢٣	٤	٣٢	٥٩
العلبة	٤٠	—	٣	١٧	٢٠
		١٦٥	٤٢	١٠٧	٣١٤

يمكن تقسيم المجتمعات التى درسناها إلى ثلاث فئات :

(أ) **ساكنى السوق (القرية الرئيسية فى تربة)** : درسنا فى السوق عينة مكونة من ٨٧ أسرة مستقرة يرجع تاريخ استقرارها إلى أكثر من ١٠ سنوات .. أوضاعهم الاقتصادية أفضل من الفئتين الأخريين ، وتتوفر لهم الخدمات الصحية عن طريق المركز الصحى . يعمل معظم أرباب الأسر فى الوظائف الحكومية والتجارة والزراعة .

(ب) **ساكنى الهجر** : درسنا فى الهجر الثلاث (كرا والعرقين والجبيلى) ١٢٠ أسرة .. هذه الأسر تحولت من البداوة إلى الاستقرار فى غضون السبع سنوات الأخيرة وأنشأت لنفسها هجرا على امتداد الواديين ، يعيشون فى بيوت من الطين أو العشاش ، وبعضهم يعود إلى البادية فى أوقات الربيع ولفترات محدودة . يعتمد السكان على الزراعة وبعض الرعى كمصدر أساسى للدخل ، لا تصلهم الرعاية الصحية إلا إذا سعوا فى طلبها إما فى قرية السوق أو فى مدينة الطائف .

(جـ) **البدو الرحل** : درسنا عينة من ١٠٧ أسرة ، يعيشون فى بيوت من الشعر فى أطراف القرى والهجر وفى البادية ، ويرتحلون من مكان إلى آخر وراء الكلأ والمرعى ومصدر رزقهم الأساسى الرعى .

بعد انتهاء فترة البحث عدت مرة أخرى بالمعلومات التى جمعناها إلى أمريكا حيث قمنا بتحليلها فى مركز الحاسب الآلى بجامعة جونز هوبكنز ، واستعنا بالمختبرات فى الجامعة وفى مركز الأمراض المتنقلة بولاية جورجيا فى تحليل العينات التى حصلنا عليها .

مشاكل البحث الميدانى :

قابلتنا صعاب كثيرة أثناء الدراسة الميدانية لا مجال لذكرها تفصيلا ، وقد أكتب عنها ذات يوم غير أنى أجمل بعضها هنا :

الدم الوريدى : كنا فى بداية الدراسة نأخذ عينات الدم من الوريد ، ومع نهاية الأسبوع الثانى أصبح الأهالى يعترضون بشدة على سحب الدم من الأطفال ، فالاعتقاد السائد بينهم هو أن أخذ أية كمية من الدم مهما قلت يفقد الانسان طاقته وحيويته ، هذا الاعتقاد ليس له أى سند علمى إلا أنه كان راسخا بينهم مما أثار أمامنا مشكلة .

أخذت الشائعات تنتشر فى القرى والبادية بأننا نستخدم الدم لأغراضنا الخاصة ، قالت بعض الشائعات إننا نستفيد من القوة الموجودة فى الدم باضافته إلى الشاى .. ولما كنا نتناول الشاى — كما هى العادة — صباح مساء فقد وجدت الشائعة رواجا ، وقال آخرون إننا نأخذ الدم لنبيعه لبنوك الدم ، وشائعة أخرى ظهرت مؤداها أننا نحلل دم الأطفال لنختار بعضهم للجندية . ربما كنا محظوظين بهذه الشائعات المحترمة ، ففى دراسات ميدانية

أجريت فى بعض بلدان أمريكا اللاتينية ذهبت الشائعات إلى حد القول بأن الباحثين كانوا يستخدمون الدم فى تشحيم سياراتهم .

أصبح من الواضح لنا أن أية محاولة للاستمرار فى أخذ الدم من الوريد سوف تؤدى إلى عرقلة البحث بأكمله ، ومن ثم توقفنا عن أخذ الدم الوريدى واكتفينا بقطرات من الدم نحصل عليها من الأصبع وصرفنا النظر عن جانب من الفحوصات المعملية كنا نرجو القيام بها .

تقبل الأهالى للبحث :

أهل تربة — شأنهم شأن غيرهم من عباد الله — يريدون حلولا عاجلة لمشاكلهم ويتطلعون إلى عمل إيجابى يقدم لهم . متطلباتهم الصحية — ولا أقول حاجاتهم الحقيقية — بسيطة ، فهى لا تزيد عن مركز صحى أو مستوصف ومجموعة من الحقن ودكتور أو ممرض يعطيهم الدواء ، أما حاجتهم للماء النقى والتطعيم ضد الأمراض وبرامج التغذية وبرامج صحة البيئة والتثقيف الصحى فلا يطلبونها ، وإن طلبوها فبمقدار . وبالتالى فقد كانت الدراسة وما يمكن أن تتمخض عنه من تخطيط لرفع المستوى الصحى لمجتمع تربة غير ذات بال لأكثرهم .

كنا نمهد للدراسة بأسلوب مبسط « الحكومة ترغب فى تحسين أحوالكم الصحية ، لذا فنحن هنا لندرس مشاكلكم وطرق علاجها وبعد ذلك نبلغ الحكومة وهى ستفعل إن شاء الله ما تراه ملائما » .

كانوا على ثقة بالحكومة التى أنهت الحروب القبلية بعد أن ظلت رحاها تدور عبر قرون وأقامت العدل وأشاعت الأمان ، ومن هنا فقد كان من السهل اقتناع أكثرهم بأهداف الدراسة ، بيد أنه كان يحد من حماس البعض الآخر خبراتهم بدراسات اجتماعية متفرقة أجريت فى السابق وكانت ترتبط فى أذهانهم بمساعدات مالية يحصلون عليها من الضمان الاجتماعى .

كنت أشرح فكرة الدراسة لأحد أمرائهم — ولكل عشرة بيوت فى البادية أمير — وعندما انتهيت .. قال لى : « اسمع يا زهير .. أحسن مكان للمستشفى عندنا فى هالديرة .. الهواء طيب .. وعندنا الأرض .. والناس كل ابوهم مرضانين » .

قل فى من لقيت من هو فى ذكاء وشخصية الأمير خالد بن فيصل بن حشر أمير الهياثم ، وهى قرية بالقرب من الخرج . كنت أزورها فى أثناء الجولة الاستطلاعية وكان رفيقى الأخ الصديق عبد الله بن رداس أوفده معى الشيخ عبد الرحمن أبا الخيل فى جولتى فى وسط الجزيرة .

سألنى الأمير : ما الغرض من الزيارة ؟
قلت : للبحث والتقصى عن أمراض البيئة .
قال : شوف يا دكتور ، إذا كنت هنا لتكتب عن أحوالنا وترفع عنا تقاريرك فنحن لا نريدك عندنا ولن نساعدك ، أما إذا كنت تقوم بدراسة لتحصل على شهادتك العليا فى الطب فأهلا بك ومرحبا .. سوف نساعدك ونقدم لك كل ما نستطيع ..!

تحياتى إلى الشيخ الأمير سقتها إليه بالأمس وأعود فأذكرها اليوم .. هذا الشيخ البدوى الذى تعكس ملامحه وشخصيته وصرامته رمال الصحراء وجبالها الشماء .

أما الأخ الصديق عبد الله بن رداس فعلى أستطيع أن أكتب عنه ذات يوم ، يكفى أن أشير هنا إلى الأيام التى قضيناها معا نجوب صحارى أواسط نجد ومنازل البدو فيها ، ننام على ضوء النجوم ونتناول طعامنا البسيط من الرز ومعلبات التونه حيثما حط بنا المسير ، أبحث عن الصحة والمرض ويسأل هو البدويات فى طريقنا عن ما يحفظنه من شعر . وقد أعد الجانب الأكبر من كتابه « شاعرات من البادية » على حساب رحلتنا هذه كما سيصدر كتابه « طبيبات من البادية » عما قريب . عله يذكر ولا أخاله إلا فاعلا فهو يتمتع إلى جانب لطف معشره بذاكرة عجيبة لا تدع شاردة ولا واردة من أحوال البادية .

الخلافات القبلية :

تنقسم قبيلة البقوم إلى ٣٠ فخذا ، ويتكون كل فخذ منها من عدة مجموعات (خامس) ، ومن وقت لآخر تنشب بعض الخلافات البسيطة بين العشائر والفخوذ كما يحدث أحيانا بين أفراد الأسرة الواحدة . معظم هذه الخلافات بسيط لا يتعدى حدود الأراضى الزراعية أو المراعى .

كان عملنا يتأثر أحيانا بهذه الخلافات ، مثال ذلك ما حدث لنا فى إحدى الهجر التى انقسم سكانها إلى مجموعتين يفصل بينهما الوادى ، وعندما بدأنا الدراسة شرعنا فى العد السكانى والمسح الجغرافى من غرب الوادى متجهين شرقا فاحتج أمير المجموعة التى تنزل فى شرق الوادى ، وحتى نرضيه اتخذنا بيته مقرا للفحص الاكلينيكى والمختبر ، إلا أن المجموعة الأخرى أبدت احتجاجها فبيت أميرهم — فيما يرون — أحرى بأن يتخذ مركزا للبحث . وعندما دعتنا الجماعة الشرقية إلى مأدبة غداء ذبح فيها خروف ، بادرت المجموعة الأخرى فدعتنا إلى مأدبة جيء فيها بخروفين . وبالرغم من أننا حظينا بمأدبتين تجلى فيهما الكرم العربى الأصيل إلا أننا أمضينا فى البحث والاستقصاء وقتا أطول مما قدرنا له .

الحيــاة الاقتصاديـة

مصادر الدخل :

أهم مصادر الدخل فى تربة هى الحرف (جدول ٤) ، ومعونات الأقارب العاملين فى المدن ، و « الرفدة » و « الفرقة » .

الحرف : يتمتع ٦١ ٪ من أهالى السوق بدخل ثابت من العمل الوظيفى أو التجارة ، فى حين أن ٥ ٪ منهم فقط يتخذون الزراعة حرفة والواقع أن كثيرا منهم يمتلكون أراض زراعية يزرعها عمال مستأجرون ، أما سكان الهجر فالزراعة هى حرفتهم الأساسية (٦٧ ٪) .

والرعى هو مصدر الدخل الأساسى للبدو الرحل إلا أن ٢٨ ٪ منهم ذكروا أنهم يمتهنون الزراعة ، والواقع أن بعضهم كان يعمل خلال شهور الصيف فى جنى التمور كما أن البعض الآخر بدأ فى زراعة مساحات صغيرة حول عيون المياه إلا أن التوفيق لم يكن دائما حليفهم لعدم خبرتهم بالزراعة ، وقد لاحظنا أن ذكر البدوى للزراعة كمهنة هو من باب التباهى مما يشير إلى اتجاه البدو عموما نحو الزراعة والاستيطان .

الأقارب العاملون فى المدن : لأكثر الأسر فى تربة واحد من أفرادها على الأقل يعمل فى المدن ويساعد الأسرة ماديا ، معظمهم يعمل فى الجيش أو الحرس الوطنى أو الوظائف الحكومية وبعضهم يمتهن السياقة أو التجارة ، ويندر من يعمل منهم فى حرفة يدوية مثل الخياطة أو الجزارة أو الخبازة أو الحدادة إذ تعتبرها القبائل حرفا متدنية تجلب العار على من يمتهنها وعلى قبيلته .

جدول (٤)

النسبة المئوية لتوزيع أرباب الأسر حسب الحرف التى يمتهنونها

المجموعة	العدد	عاطل	مزارع	راعى	موظف أو تاجر	جندى	عامل	غيره	المجموع
السوق	٥٨	٥	٥	—	٦١	٥	١٨	٦	١٠٠
الهجر	١٠٦	٢	٦٧	٣	٢	١٣	٨	٥	١٠٠
البادية	٨٨	٩	٢٨	٣٦	١	٧	١٠	٩	١٠٠

الرفدة : هى نوع من التكافل الاجتماعى بين أفراد القبيلة فاذا ما احتاج أحدهم إلى العون المادى ذهب يطلب المساعدة من أفراد قبيلته خاصة ممن يعملون فى المدن ، وهو فى هذا لا يستجدى ولا يطلب إحسانا وإنما هو يطلب حقا له — فيما يراه — كما أنه حق عليه للآخرين فيما لو اغتنى وأثرى . يقوم صاحب الحاجة بزيارة لأقاربه ومعارفه فى المدينة ، ويتوقف عند بضعة منهم يجمع من كل واحد مبلغا من المال قد لا يتجاوز ١٠٠ ريال وهو مبلغ محترم إذا ذكرنا أن الدراسة أجريت قبل خمسة عشر عاما ، وساكن المدينة ملزم باستضافة قريبه الوافد من البادية وهذا يعنى فى الغالب تقديم ذبيحة له إلا أن الوافد قد يفضل أن يأخذها (ناشفة) أى قيمتها نقدا .

الفرقة : مظهر آخر جميل من مظاهر التكافل الاجتماعى بين أفراد القبيلة ، فاذا ما احتاج أحدهم إلى الدية أو أقدم على زواج لجأ إلى أفراد القبيلة يجمع منهم ما يسد حاجته . كنا فى تربة عندما دهمت عربة طفلا فأودت بحياته وقام بضعة نفر يجمعون الدية من جميع أفراد القبيلة ، وشملت المشاركة فى دفع الدية فيمن شملت أقارب الطفل القتيل !

المستوى الاقتصادى :

اتبعنا عدة وسائل لدراسة المستوى الاقتصادى للأهالى الذين شملتهم الدراسة ، واحدة من هذه الوسائل كانت ملء استمارة البحث مع عينة من أرباب الأسر حول دخلهم وانفاقهم وممتلكاتهم الخاصة (جدول ٥) .

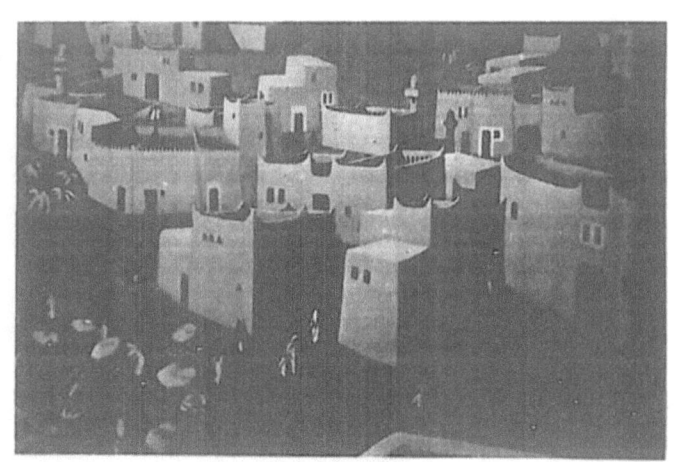

صورة رقم (١)
ملامح من القرية
(From Malin Basel) .

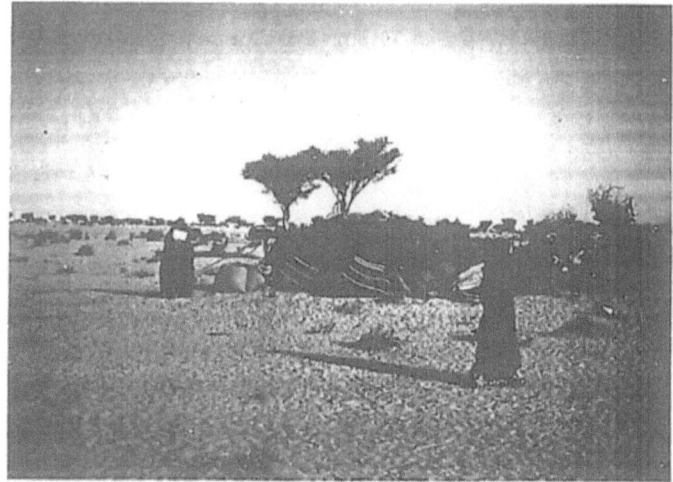

صورة رقم (٢)
مضارب البادية .

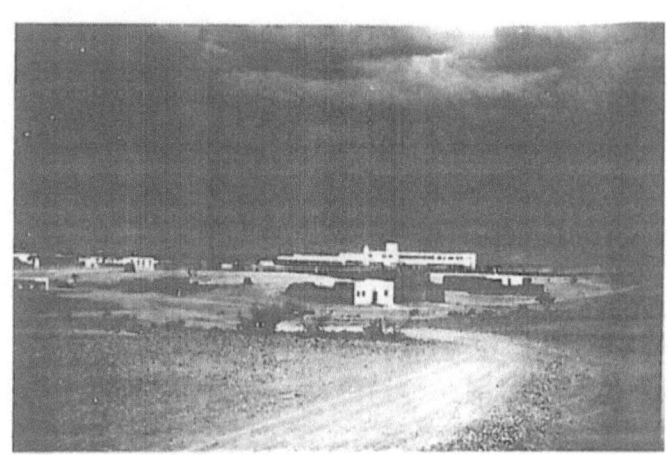

صورة رقم (٣)
مركز التنمية الاجتماعية
في السوق .

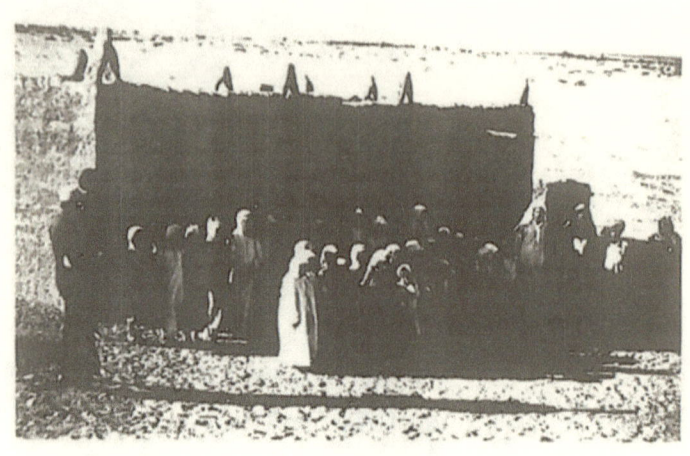

صورة رقم (٤)
مدرسة في إحدى الهجر .

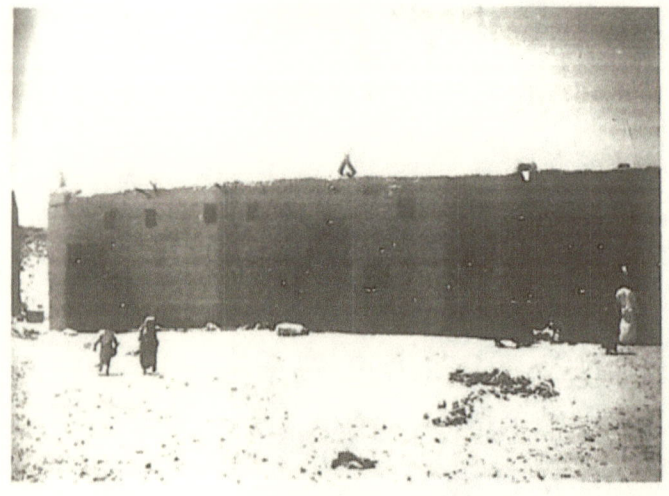

صورة رقم (٥)
دراسة البيئة .

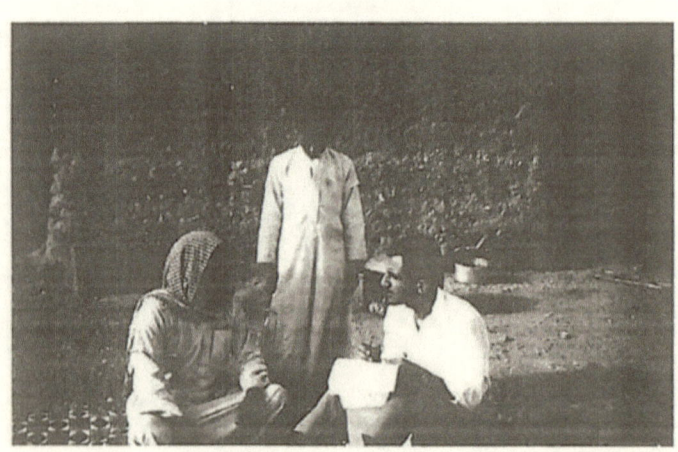

صورة رقم (٦)
لقاء مع رب الأسرة .

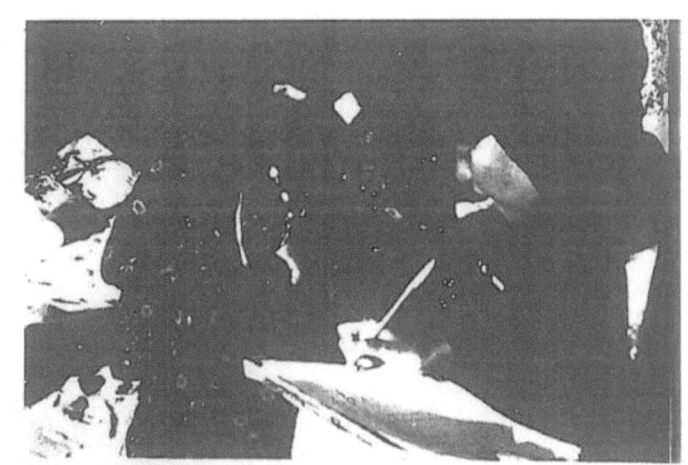

صورة رقم (٧)
لقاء مع ربة الأسرة .

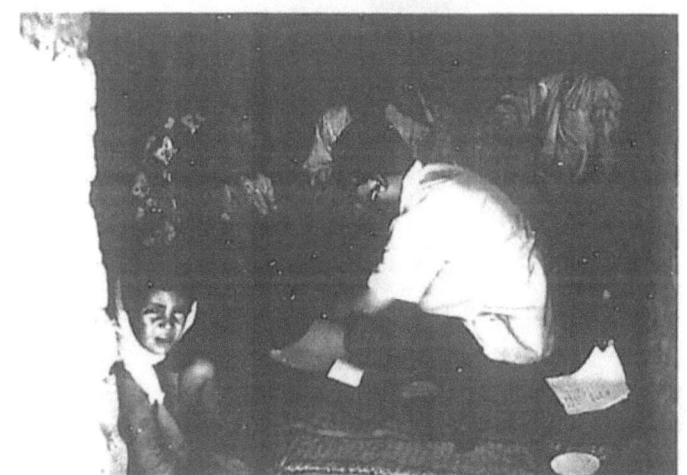

صورة رقم (٨)
الفحص الاكلينيكى .

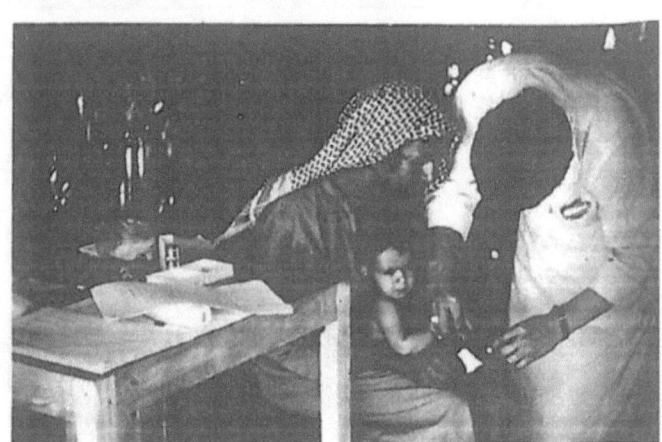

صورة رقم (٩)
الفحص المعملى

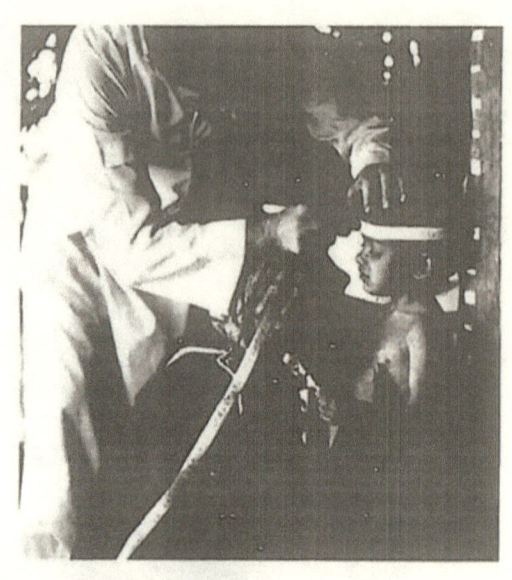

صورة رقم (١٠)
مقاييس الأطفال .

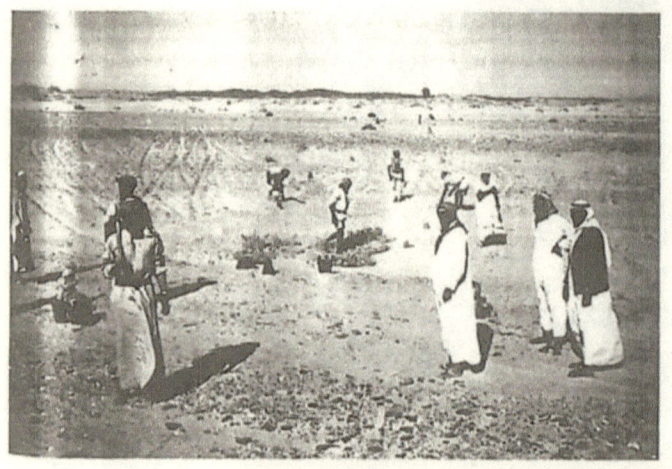

صورة رقم (١١)
مناحى الغرمول و « ربعه »
يمهدون للطريق فى الوادى .

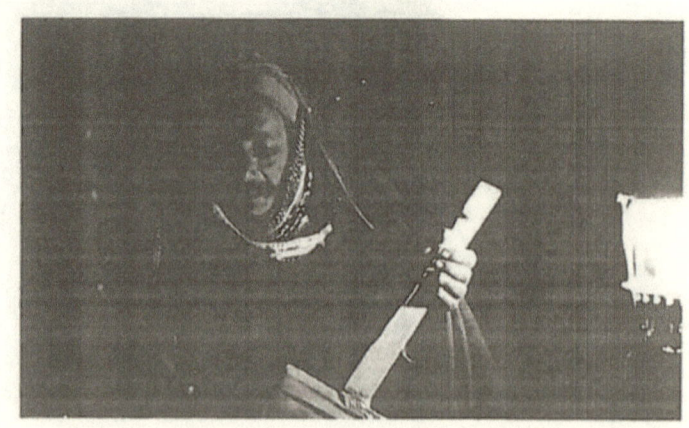

صورة رقم (١٢)
جلسة سمر ... مع الربابة .

جدول (٥)

النسبة المئوية لتوزيع الدخل الشهرى

المجموعة	معدل الدخل الشهرى للأسرة (بالريال)				
	عدد الأسر	٢٠٠ —	٢٠١ــ٥٠٠	٥٠٠ +	إجمالى
السوق	٥٧	٣٢	٥١	١٧	١٠٠
الهجر	١٠٦	٨٦	١٤	—	١٠٠
البادية	٨٦	٩٣	٦	١	١٠٠

لا شك فى أن الاجابة على الأسئلة التى تتصل بدخل الأسرة وانفاقها ، كانت تخضع لعوامل اجتماعية ونفسية فبعض أصحاب الدخول المنخفضة كانوا يأملون فى الحصول على مساعدات مالية أو أن يسجلوا فى الضمان الاجتماعى .. ومن ثم فقد كانوا يعطون تقديرات أدنى لدخولهم وفى نفس الوقت يبالغون فى تقدير انفاقهم ، وهم نادرا ما يتجاوزون فى تقديرهم لانفاقهم حدا معينا (٢٠٠ ريال) يعتقدون أنه يفى باحتياجاتهم . ولا يفوتنى هنا أن أذكر القارىء بأن الدراسة أجريت فى عام ١٣٨٧ هـ، والدخول وإن بدت منخفضة إلا أن القوة الشرائية للريال كانت أعلى منها اليوم .

من المعايير التى استخدمناها لتحديد الوضع الاقتصادى للأسرة ، حيازة الأسرة لبعض الممتلكات الخاصة مثل الراديو وماكينة الخياطة وموقد البوتجاز ومصباح الضغط الهوائى (الاتريك) ، كذلك طلبنا من بعض أصحاب الرأى والمسنين تسجيل انطباعاتهم عن الأحوال الاقتصادية للأسرة كل فى منطقته .

نحيل القارىء إلى مزيد من التفاصيل عن نتائج الدراسة الاقتصادية فى النسخة الانجليزية ، ويكفى أن نقول هنا أننا وجدنا فارقا واضحا فى الأوضاع الاقتصادية بين مجتمع السوق والمجتمعين الآخرين .. فمتوسط دخل الأسرة فى السوق يعادل ضعف متوسط دخل الأسرة فى الهجر والبادية بينما لا يوجد فرق جذرى بين دخل الأسرة فى الهجر والبادية .

وفى دراستنا هذه نجد أن الفارق فى الأوضاع الاقتصادية بين السكان يلعب دورا هاما فى تحديد المستوى الصحى .

اهتم الباحثون منذ زمن بعيد بالعلاقة بين الوضع الاقتصادى والوضع الصحى ، فالمستوى الاقتصادى يؤثر على الصحة والمرض من خلال سلسلة من العوامل المتداخلة تشمل مستوى التعليم والثقافة الصحية ونوعية الغذاء والسكن وتوفر الرعاية الطبية وعلى الصعيد الدولى قامت الأمم المتحدة بدراسة عن الأوضاع الاجتماعية فى العالم صنفت فيها ٧٠ دولة إلى ٦ مجموعات تبعا لنصيب الفرد فيها من الدخل القومى ، وتبين من الدراسة أن دخل الفرد يرتبط ارتباطا وثيقا بمستوى التعليم والغذاء ومعدل الوفيات بين الأطفال الرضع ومتوسط عمر الانسان (٨٧) . وفى دراسة عن الأوضاع الصحية فى الولايات المتحدة الأمريكية شملت ٨٠ ألف عامل تبين أن الأسرة التى يقل دخلها عن ١٠٠٠ دولار سنويا تزيد حالات المرض فيها بنسبة ٦٦ ٪ عن الأسرة التى يربو دخلها عن ٥٠٠٠ دولار سنويا (٨٨) ، كما تبين من دراسة ميدانية أجريت فى شيلى وبورتوريكو (٥٣) أن الأوضاع الاقتصادية من أهم العوامل التى تحدد المستوى الصحى للمجتمع وقد تكون أهم من الخدمات الصحية نفسها .

الحياة الاجتماعية

التوطين :

يروى ديكسون (١٢) أن المغفور له الملك عبد العزيز قال له عندما زاره فى عام ١٩٠٢ م « ضيفنا العزيز .. لقد قدمت إلينا زائرا وشرفت منازلنا .. إلا أننا نحن الضيوف ، وأنت صاحب البيت » . يشعر البدوى بشكل مفرط بكيانه واستقلاله أو كما يقول والبول (٩٠) « يعتبر البدو أنفسهم أكثر العرب رفعة وهم فخورون بتراثهم وأسلوب حياتهم كما تنبئنا بذلك أشعارهم وملاحمهم » ، وفى السنوات الأخيرة حد الجفاف من ارتحال البدو وتسارعت حركة توطين البادية وزاد معدل الهجرة إلى المدن ، ومن المتوقع أن يزداد هذا الاتجاه فى السنوات القادمة .

وجهنا مجموعة من الأسئلة إلى ١٤٤ رب أسرة فى السوق والهجر ممن كانوا بدوا ثم استوطنوا ، حول أسباب توطينهم ، ومن إجاباتهم اتضح أن أكثرهم استقر بسبب الجفاف ، ومن البحث اتضح أن التوطين يوفر حياة فيها من الراحة والدعة أكثر مما فى حياة البادية . سألنا ١١٩ من سكان الهجر فيما لو كانوا يرغبون فى العودة إلى حياة البادية لو عادت الأمطار (الحياة) فأجاب ٥ منهم فقط بنعم والباقون أجابوا بلا ، والأسباب هى :

٤٩	نريد الاستقرار
٣٧	لعدم وجود أغنام
١١	تعبنا من البداوة
١٧	أسباب أخرى
١١٤	إجمالى

حياة البادية بصفة عامة قاسية بالرغم مما يبدو لنا فيها ــ نحن سكان المدن ــ من شاعرية وصفاء واتصال بالطبيعة فى أجمل صورها ، والدلائل تشير إلى أن قلة ممن استوطنوا لديهم الاستعداد للعودة إلى حياة البادية . سألنا مجموعة منهم عن مزايا الاستيطان والبداوة ، وأتت أكثر الاجابات تقول : إن مزايا الاستيطان هى الراحة وزيادة الدخل والخدمات الصحية والتعليم ، أما مزايا البداوة فتكمن فى رسوخ القيم الانسانية مثل الكرم وحسن الجوار والشجاعة والمروءة . وقد وجدنا أن الذين أشادوا منهم بحياة الاستيطان اكثر من الذين أشادوا بحياة البادية . ويقدر الخبراء أن البداوة مرحلة انتقالية فى حياة الانسان ، وأنها سوف تتحول يوما ما إلى ظاهرة تاريخية (٧٣) .

عملية التوطين المفاجىء فى تربة تواجه مشكلتين أساسيتين .. أولاهما : ان البدو المستوطنين ليست لديهم خبرة فى الزراعة ، كما أن المياه شحيحة نتيجة للجفاف .. ثانيهما : ان التغير المفاجىء الذى يواجهه البدوى فى حياته الجديدة ينعكس سلبا مثل ما ينعكس إيجابا على الجوانب الاقتصادية والاجتماعية وروابط الأسرة وصلات القربى فى مجتمعه .

وكثيرا ما يهاجر الفتية من أهالى تربة إلى المدن للالتحاق بالجندية أو الوظائف الحكومية أو لامتهان بعض الحرف ، وعادة ما يهاجر أحدهم إلى المدينة وهو دون العشرين من العمر وبعضهم يؤخذ إليها طفلا فيلحق بالمدرسة إذا كان له أخ أو قريب فيها . ومن هنا نجد أن الفتية ممن هم فى سن العشرين وما حولها قلة فى مجتمعات القرية والبادية ، وهو سبب آخر من أسباب تأخر الزراعة وتربية الماشية فى المنطقة .

التعليم :

يبين جدول (٦) النسبة المئوية للذين يعرفون القراءة والكتابة فى المجتمعات الثلاثة فى تربة ، وواضح أن نسبتهم فى السوق أعلى منها فى الهجر والبادية . هذا الفرق فى مستوى التعليم لابد وأن ينعكس على الادراك الصحى للأهالى ، وبالتالى على الأوضاع الصحية .

جدول (٦)

النسبة المئوية لمن يعرفون القراءة والكتابة من أرباب الأسر وزوجاتهم

المجموعة	عدد الرجال	نسبة المتعلمين	عدد السيدات	نسبة المتعلمات
		(٪)		(٪)
السوق	٨٦	٣٩	٨٤	٧
الهجر	١٢١	١٥	١٢١	٠,٨
البادية	٩٩	٤	١٠١	٠,٩

هذه عينة من جيل سبق ، أما التعليم اليوم فله قيمته بين أهالى تربة والمدارس تعد من أهم الأولويات لديهم . وهناك إقبال على تعليم البنات فى السوق ، أما فى الهجرة والبادية فتعليمهن لايزال يقابل بشىء من التردد إن لم يكن الرفض أحيانا .

الأسرة :

تدور العلاقات الاجتماعية فى تربة فى مدار الأسرة ومحيطها ، ويتحدث باتاى (٦١) عن الأسرة التقليدية فى الشرق الأوسط فيصفها بأنها ممتدة تنحدر من سلالة الأب وترتبط بمكان إقامته وتتميز فيها شخصيته ويكثر فيها التزاوج من الأقارب وتعدد الزوجات ، بعض هذه الخصائص ينطبق على الأسرة فى تربة البقوم .

يصف العديد من الباحثين مثل باتاى (٦٢) وليبسكى (٤٦) الأسرة الريفية السعودية بأنها أسرة ممتدة أى ان أكثر من جيل من أفرادها يعيش تحت سقف بيت واحد . إلا أننا فى دراستنا هذه نتبين أنها أسرة محدودة أكثر منها ممتدة ، وفيها يكون الأبوان وأطفالهما نحوا من ٩٠ ٪ من مجموع أفراد الأسرة (الجدولان ٧ و ٨) .

جدول (٧)

توزيع الأسر حسب عدد الأفراد فى الأسرة الواحدة (نسبة مئوية)

المجموعة	عدد الأسر	عدد أفراد الأسرة				المجموع
		١ ـــ ٣	٤ ـــ ٦	٧ ـــ ٩	أكثر من ٩	
السوق	٨٧	١	٣٧	٤٧	١٥	١٠٠
الهجر	١٢١	٣	٤٢	٥١	٤	١٠٠
البادية	١٠٦	٣	٤٧	٤٧	٣	١٠٠

جدول (٨)

توزيع الأسر حسب علاقة الأفراد برب الأسرة (نسبة مئوية)

علاقة الأفراد برب الأسرة

المجموعة	عدد الأسر	مجموع الأفراد	رب الأسرة	زوجة	طفل	حفيد	جد	أخ أو أخت	آخرون	مجموع
السوق	٨٧	٥٥١	١٦	١٥	٥٥	٤	٣	٢	٥	١٠٠
الهجر	١٢١	٧١٠	١٧	١٧	٥٩	٢	٢	١	٢	١٠٠
البادية	١٦١	٦١٦	١٧	١٦	٦٠	٠,٣	٢	٢	٢	١٠٠

لا يرى الرجل المرأة أو يلتقى بها قبل الزواج إلا فى حدود ضيقة وفى إطار العائلة ، بيد أن القيود الاجتماعية فى مجتمع البادية تقل بعض الشىء عنها فى المدينة أو القرية ، ففى البادية تشيع قصص الحب العذرى ، وقد يلتقى الفتى والفتاة فيتحادثان وهما يرقبان قطيع الغنم ، أما عفة المرأة فتعد من أهم القيم الدينية والاجتماعية على الاطلاق .

وعادة ما يختار الأبوان العروس لابنهما ، ويكثر التزاوج بين أبناء العمومة وأبناء الخؤولة والأقارب ، وفى بعض القبائل تسرى قاعدة زواج الفتى بابنة عمه مالم يرغب عنها . وتتدخل عوامل اجتماعية واقتصادية كثيرة فى بناء الأسرة ، فليس مما يشرف الأب أن يقبل لابنته زوجا من قبيلة أقل شأنا من قبيلته أو صاحب حرفة يدوية كالنجارة أو الحياكة أو الجزارة أو من أصل زنجى ، هذه الاعتبارات شائعة فى تربة غير أنها أقل فى مجتمع السوق متعدد الأجناس .

وفى البادية يكون مهر العروس سجادا ، أو حليا ، أو عباءة موشاة لأم العروس ، أو ماشية . وقليلا ما يكون مبالغ نقدية . وتعتبر حفلات الزفاف متعة حقيقية للأهالى ، إذ يستمر الرقص والغناء ثلاثة أيام بلياليها ، ولا تسل عن اسرافهم فى تقديم الطعام ، فالذبائح وكثرتها رمز لمكانة الأسرة فى المجتمع .

تعرض المؤلفون الغربيون لموضوع تعدد الزوجات فى المجتمع الاسلامى فأكثروا فيه الحديث وبالغوا ما شاءت لهم المبالغة . يقول باتاى (٦٣) « تعدد الزوجات هو القاعدة .. وهو فى تزايد » إلا أننا فى دراستنا وجدنا الوضع يختلف . بحثنا الحالة الزوجية لرب الأسرة فى ٢٦٨ عائلة فى المناطق الثلاث فوجدنا ١٠ حالات كان فيها رب الأسرة أعزبا وفى ٧ حالات مطلقا وفى ٤ حالات أرملا وفى ٢٤٧ متزوجا . ويبين جدول (٩) عدد الزوجات الحاليات للرجال المتزوجين .

جدول (٩)

توزيع أرباب الأسر حسب عدد زوجاتهم الحاليات (نسبة مئوية)

المجموعة	أرباب الأسر	عدد الزوجات			المجموع
		١	٢	٣	
السوق	٥٩	٨٣	١٥	٢	١٠٠
الهجر	١٠٧	٨١	١٨	١	١٠٠
البادية	٨١	٩٥	٥	٠	١٠٠

من الجدول يتبين لنا أن ٥ ٪ فقط من العينة التى درسناها من سكان البادية متزوجون بأكثر من زوجه مقابل ١٧ ٪ من سكان السوق و ١٩ ٪ من سكان الهجر ، ووجدنا ثلاثة فقط متزوجين بثلاث زوجات وليس هناك من هو متزوج بأربع .

وقد لاحظ لبسكى (٤٧) أن تعدد الزوجات يقل بين البدو عنه بين الحضر ، وفى دراسة أجريت فى أربع قرى فلسطينية (٦٩) وأخرى فى مجتمع إسلامى فى شمال إفريقيا (٨) وجد أن معدل تعدد الزوجات يتراوح ما بين ١٠ ٪ و ١٧ ٪ .

يبدو أن العامل الاقتصادى هو أحد العوامل الأساسية التى تؤثر على مدى تعدد الزوجات ، فالزواج من أكثر من امرأة يمثل عبئا اقتصاديا على دخل البدوى المحدود ، فهو بجانب ما يمهره لعروسه الجديدة عليه أن يقدم لزوجته الأولى هدية (رضوة) تساوى ما يدفعه من مهر ، ناهيك عن تكاليف الحياة لأسرتين .

وبالرغم من أن للرجل الحق فى ظل الشريعة الاسلامية أن يطلق زوجته إذا اضطرب ميزان الحياة بينهما ، إلا أن الاعتبارات الاسرية تحد كثيرا من حالات الطلاق خاصة فى مجتمع القرية . وقد وجدنا فى دراستنا أن نسبة الطلاق بين البدو أكثر منها بين سكان السوق . فى البادية تعود الزوجة إلى بيت والدها إذا ضربها زوجها ولا ترجع إليه إلا بعد تراض أما إذا تكرر الضرب فالعرف يحتم عليه الطلاق ، وليس للمرأة كبير اعتراض على طلاقها فيما لمسناه ، فهى تستطيع ببساطة أن تتزوج مرة أخرى بعد اكتمال العدة . وفى المجتمع البدوى يظل الزوج المطلق وثيق الصلة بأسرة زوجته ، كما أن احتياجات الأطفال فى المجتمع البدوى محدودة بعكس مجتمع القرية حيث مشاكل الطلاق أكثر تعقيدا ومن هنا تقل ظاهرة الطلاق فيه عن البادية .

يتمتع الطفل فى تربة بروابط المجتمع الأسرى ومنذ حداثته يلقن معانى الولاء للأسرة والقبيلة وتنمى فيه القدرة على التعامل مع الآخرين ، ومع إنجاب الأطفال يصبح للأبوين قيمة اجتماعية أعلى . ويحظى النساء بعد انجابهن باعزاز وتقدير ، ويصبح أبناؤهن مدعاة للرفع من قدرهن اجتماعيا .

فى حياة الأطفال فى تربة معالم بارزة تصاحبهم مع سنوات العمر ، يسمى الطفل فى يومه السابع فى حفل كبير يولم فيه بشاتين للذكر وشاة للأنثى ، وفى سن الثانية يفطم الأطفال من الجنسين ، وقد تطول فترة الرضاعة للطفل الذكر حتى تصل إلى ثلاث سنوات فى بعض القبائل وإن لم نجد ذلك فى تربة ، ويحتفل بختان الطفل الذكر فى السنة الثانية من عمره ويقوم بذلك أحد الممارسين الشعبيين فى ظروف سيئة من حيث النظافة مما قد ينتج عنه التهابات وتشوهات .

ويذكر ديكسون (١٤) أن البعثة الأمريكية فى الكويت فى عام ١٩٣١ وجدت عشرات الأطفال ممن أصيبت أعضاؤهم التناسلية بتشوهات نتيجة ما يصاحب عملية الختان من إهمال وعدوى ، والمشكلة لازالت قائمة وإن كانت حدتها قد خفت ، أما البنات فلا يختن فى تربة ، وعله يمارس فى قبائل أخرى كما سمعنا . وحتى سن السابعة يظل البنون والبنات منتمين لعالم الأم ، وبالتدريج يبدأون فى المساعدة فى الرعى والزراعة .

وينتظر من الفتيات فى هذه المرحلة أن يرعين إخوتهن من الصغار وفى هذه الفترة يتم غرس القيم الأخلاقية والمثل الاجتماعية فيهن ، أما مقدار الحب والحنان الذى يلقاه الأطفال من أبويهم فى طفولتهم الأولى فيبلغ مداه « الأطفال أحباب الله » ، وذلك عكس ما يعتقده بعض المؤلفين الغربيين من شيوع العقاب البدنى للأطفال فى مجتمع البدو .

وفى سن السابعة ، ينتقل الولد إلى عالم الرجال بينما تظل البنت فى رحاب أمها ، ويبدأ الولد اتصاله بالحياة برفقة أبيه .. فهو يصاحبه فى مجالس الرجال ويتناول معه وجبات الطعام .

فى السوق وبعض الهجر ينتظم الأولاد فى المدرسة وقد أنشئت مؤخرا فى السوق مدرسة للبنات يسعين إليها من الهجر القريبة ، وقد يمشين بضعة كيلومترات جيئة وذهابا كل يوم . والبدوى لا يزال ينظر بحذر وتوجس إلى تعليم البنات ، إلا أن نجاح الفكرة فى السوق بالرغم من معارضة بعض الأهالى يدل على أن موقف البدوى المعارض لتعليم البنات سوف يتغير بمرور الزمن ، وفى سن العاشرة تتحجب الفتيات فيغطين الجزء الأسفل من وجوههن فى مجتمعات البدو والهجر ، ويغطين الوجه بأكمله فى مجتمع السوق .

صحة الأم والطفل

عادة ما تتزوج الفتاة فى مجتمع القرية فى سن السادسة عشرة ، وفى البادية قد يتأخر زواجها بعض الشىء ، فهى برعيها للماشية ومشاركتها فى شئوون البيت تعتبر ركنا اقتصاديا هاما فى الأسرة ، وفى بعض الحالات تتزوج الفتاة فى سن مبكرة جدا . على أنه لا توجد فى العادة فتاة تجاوزت العشرين بدون أن تتزوج .

درسنا حالة ٣٥٢ سيدة وبحثنا فيما بحثناه تاريخ الحمل والولادة والاجهاض لدى كل منهن ، وجدنا أن متوسط مرات الحمل للأم خمس مرات فى المجتمعات الثلاثة ، هؤلاء الأمهات مازلن بعد فى سن الانجاب ، وقد أشار باتاى (٦٥) إلى مسح ميدانى أجرى فى فلسطين تبين منه أن الأم تنجب فى المتوسط ٩ أطفال .

وجهنا سؤالا إلى فريق من الأمهات : « كم عدد الأطفال الذين ترغبين فى إنجابهم ؟ » ، أجاب ١٤ ٪ من الأمهات فى السوق و ٢٩ ٪ من الأمهات فى الهجر و ١٨ ٪ من الأمهات فى البادية بأنهن يرغبن فى أطفال أكثر . وأجاب حوالى ٥٠ ٪ منهن (فى المجتمعات الثلاثة) عن السؤال بقولهن « كما يشاء الله » أو « أريد الصحة » . هذه الاجابات مبعثها الحياء ، أو الايمان بالقدر ، أو تجنب الحسد ، إذ هن أميل فيما لمسناه من مناقشاتنا العامة إلى إنجاب المزيد من الأطفال .. قالت إحداهن « أريد أطفالا بعدد الأوراق التى بين يديك » وقالت أخرى « خمسة أولاد وبنتا واحدة .. فالأولاد سوف يعنون بى فى كبرى ، أما البنت فسوف ترعى زوجها » .

وفى دراسة أجريت فى أرامكو بالمنطقة الشرقية (٢١) تبين أن العدد المفضل بين القرويات هو ستة أطفال ، ويفضل الذكور ، وفى الثلاثينات الميلادية قال « ديكسون » (١٥) « إن أعز أمنية فى حياة أى امرأة عربية أن يكون لها طفل وهى قد تطلق إذا لم تنجب ولدا يحمل اسم العائلة » .

من ضمن الأسئلة التى وجهناها إلى الأمهات ، كان هناك سؤال عن إمكانية تنظيم الأسرة . قالت الأغلبية من الأمهات فى المجتمعات الثلاثة أنهن لا يدرين شيئا عن موانع الحمل (جدول ١٠) . بينما قال ٣٢ ٪ من الأمهات فى السوق و ٣ ٪ من الأمهات فى الهجر أن تنظيم الأسرة ممكن ، وذكرن الحبوب كوسيلة لذلك ، ما عدا اثنتان ذكرتا الحُقَنْ !

جدول (١٠)

الأمهات اللواتى أجبن على السؤال عن إمكانية تنظيم الأسرة (نسبة مئوية)

المجموعة	العدد	نعم	لا	لا أدرى	إجمالى
السوق	٧٩	٣٢	١٤	٥٤	١٠٠
الهجر	٩٤	٣	١٠	٨٧	١٠٠
البادية	٧٣	—	٧	٩٣	١٠٠

والواضح أن كثيرا ممن قلن بامكانية منع الحمل لم يمارسنه فعلا فمجتمع تربة مجتمع محافظ لم تغيره بعد معطيات المدنية الحديثة ، وهو ينظر إلى مثل هذه الامور من جانب دينى (تزوجوا الودود الولود فانى مكاثر بكم الأنبياء يوم القيامة) « حديث شريف » . وحبوب تنظيم الحمل معروفة على نطاق ضيق جدا فى السوق ، وفيما عدا ذلك تستخدم الأعشاب المحلية .

فى العام الماضى ، كانت هناك ثمانى حالات إجهاض بين ٣٠٢ سيدة فى المجتمعات الثلاثة . ويعتقد أهالى تربة أن المرأة قد تجهض أذا رفعت أحمالا ثقيلة ، أو ضربها زوجها ، أو أصابتها عين حاسد . كما يعتقدون أن الجن قد تسبب الاجهاض أو العقم أو حتى تأخير المولود فى رحم أمه بضع سنين !

وتعتبر المرأة مسئولة فى الدرجة الأولى عن عدم الانجاب وقلما يعتبر الرجل مسئولا عنه . وتعزى أسباب العقم عند المرأة إلى انسداد الرحم ، والخرافة تلعب دورا فى معتقداتهم .. فالجن قد يسحبون ماء الحياة من رحم المرأة كما قد تصاب بالعقم إذا ما تخطت قبرا . أما أسباب العقم عند الرجل فتعزى أكثر ما تعزى إلى الاصابة بالجدرى .

التاريخ المرضى للأمهات :

وجدنا أن آلام البدن (ويعبرون عنها بشواطى العظام) هى أكثر أسباب الشكوى فى المجتمعات الثلاثة (جدول ١١) ، تليها آلام الصدر والبطن . ونادرا ما ذكر الاسهال (ربما استحياء) ! ومن الغريب أن ٢ ٪ فقط من المجموع اشتكين من أمراض محددة مثل ارتفاع ضغط الدم أو السكر ، ولم يكن ذلك متوقعا على الأقل فى السوق إذ من المفروض أن يكون الأهالى أكثر وعيا بمشاكلهم الصحية خاصة مع وجود المركز الصحى بينهم .

جدول (١١)

النسبة المئوية للأمهات حسب شكواهن من الأمراض خلال الأسبوعين الماضيين

أمراض أخرى غير محددة	أمراض أخرى محددة	كحة	ضعف	آلام الصدر والبطن	آلام بدنية	بدون شكوى	العدد	المجموعة
١٢	١	٢	٥	٧	٢١	٥٧	٩٨	السوق
١٣	٢	٦	٤	٢٣	٥١	٢٠	١٢٤	الهجر
٢٢	١	٧	١١	١٤	٥٠	١٤	١٠٣	البادية

الرعاية الصحية للأمهات الحوامل :

من بين ٦٣ أما حاملا فى المجتمعات الثلاثة ، سعى ثمانى منهن فقط إلى المركز الصحى (خمس من السوق وثلاث من الهجر والبادية) للحصول على الرعاية الطبية لأسباب تتصل بالحمل . ولا يقوم طبيب المركز عادة بفحص أية مريضة مهبليا . وأقصى ما يقدمه فى حالة المضاعفات هو أن ينصح المريضة بالذهاب إلى المستشفى فى الطائف ، وقليلا ما تذهب المريضة إلى الطائف إما لبعد المسافة أو نتيجة للتواكل .

فى العام الماضى قامت الممرضة بالعناية بسبع حالات ولادة فقط من بين ٤٧ حالة ولادة حدثت فى السوق . ولا يوجد نظام « الداية » فى تربة كما هو معروف فى بعض مناطق المملكة ، وتتم الولادة عادة بمساعدة إحدى القريبات أو الجارات .

ولا يعترض الأهالى فى تربة على قيام الممرضة بالتوليد ، بل إن كثيرا منهم لا يمانع فى أن يقوم الطبيب بذلك إذا اقتضى الأمر . قالت سيدة فى السوق إنها ترغب فى أن تقوم

الممرضة بتوليدها إلا أنها تخشى ألا تستطيع إكرامها ماديا ، وهذا يذكرنى بما قاله لى المهندس الزراعى الأردنى من أن كثيرا من الأهالى يحتاجون إلى المساعدة لكنهم يترددون فى طلبها خشية أن لا يستطيعون استضافة المهندس الزراعى وهو أمر إن لم يفعلوه كبير .

من التقاليد المرعية أن لا يتدخل أحد فى عملية الولادة ، وتقوم المرأة أثناء الوضع بشد حبل مدلى من السقف تستعين به على « الطلق » وتحتضنها امرأة من الخلف بينما ينتظر باقى النساء فى صبر خروج المولود . بعد الولادة يقطع الحبل السرى بآلة حادة تغسل جيدا بعد استعمالها لطرد الأرواح الشريرة ! (وليس قبل الاستعمال كما هو المفروض) ، ثم توضع تحت مخدة الطفل لحمايته من الجن ! ويغسل الوليد ويكحل ثم يعطى ملعقة من السمن لتليين أمعائه وتنظيفها .. بعدها يلف فى ملابس محكمة ويبعد عن العيون تجنبا للحسد .

ويتكون طعام النفساء من العصيدة (تصنع من السمن ودقيق القمح أو الذرة) والعسل واللحم بعد أن يضاف إليه بعض المتبلات مثل الفلفل والحلبة ، وعادة ما تلازم المرأة فراشها نحوا من عشرة أيام ، ولا تقوم بأى عمل مجهد قبل مرور ٤٠ يوما ، وفى هذه الأثناء تقوم جاراتها وقريباتها على رعاية منزلها . وإذا ما صاحبت الولادة مضاعفات مثل الالتهابات أو النزيف فليس هناك الكثير مما يمكن عمله .. « ينقذها الله سبحانه وتعالى أو تموت » .

غذاء الأسرة :

أتيح لنا من خلال البحث أن نتعرف على بعض المفاهيم الغذائية وما يرتبط بها من عادات وتقاليد . وقد واجهتنا بعض الصعوبات فى هذا الجانب من الدراسة ، فمثلا لكى نقدر كمية الأرز التى تستهلكها الأسرة فى اليوم كانت الأم تحدد الكمية بيديها أو بأحد الأوعية المنزلية ، وتقوم الباحثة بتحويل الكمية إلى مقياس محلى (رُبعة) وهى تساوى « ٨٠٠ جرام » ثم بعد ذلك نحيلها إلى قياس مترى . مثل هذه المشاكل التى تتصل بأخطاء الباحثين ودوافع المستجيبين وتقدير الكميات كثيرا ما تجابه الباحثين الميدانيين فى مجال التغذية (٢٦ و ٨١) . ونحن هنا نجمل نتائج الدراسة ونحيل القارىء الدارس إلى

النسخة الانجليزية لمزيد من التفاصيل . ولا ننسى أن هذه الدراسة تصور الوضع فى تربة منذ خمسة عشر عاما أى قبل الوثبة الاقتصادية والاجتماعية التى شهدتها المملكة مع بداية السبعينات الميلادية .

تستهلك الأسرة فى السوق كمية أكبر من اللحوم والخضروات والفاكهة ، بينما يعتمد غذاء سكان الهجر والبادية أكثر ما يعتمد على الخبز والأرز والتمر وصلصة الطماطم ، أما اللحم فيؤكل غالبا فى المناسبات عندما يستضيف أحدهم ضيفا أو عندما يولم لعرس أو طهور ويدعو القوم إليه .

فى السوق تتوفر أنواع عديدة من الخضروات أكثرها يزرع فى تربة وبعضها يستورد من الطائف ، ومن البحث نجد أن ٥٢ ٪ من سكان السوق تناولوا الخضروات ٤ مرات أو أكثر خلال الشهر الماضى .. فى حين أن ٣ ٪ فقط من سكان الهجر و ٢ ٪ فقط من سكان البادية تناولوا الخضروات ٤ مرات أو أكثر فى نفس الفترة . فالبدوى لا يعنى كثيرا بالخضروات ، إما لأنه لم يألفها أو لأنه يجدها غالية الثمن ، والأهم من هذا وذاك أنه لا يعلق عليها أية أهمية غذائية .

ولا يعد البيض غذاء شائعا ، فقد ذكر ٣٢ ٪ فقط من سكان السوق و ٤ ٪ من البدو أنهم أكلوا البيض فى الشهر الماضى ، بل إن البعض منهم ذكر بأنه لم يذقه قط فى حياته . وتربية الدواجن لا تلائم حياة البدوى المتنقلة كما أن لحومها لا تمثل فى اعتباره قيمة اجتماعية .

أما اللبن فهو الطعام المفضل بعد اللحم ، ويرتبط فى أذهان القوم بقيمة غذائية عالية . ومع ذلك فهو غير متوفر دائما نتيجة للجفاف ، قال لى أحدهم « لم نكن نعرف الأمراض عندما كان غذاؤنا اللحم واللبن » ! ويستخدم أكثرهم السمن النباتى المعلب فى الطهى لقلة توفر السمن الحيوانى وارتفاع ثمنه ، ويعزو كثير من المسنين آلامهم الرماتيزمية وضعف حيويتهم إلى السمن المعلب (الذى هو من المؤكد مصنوع من الفازلين) !

وباختصار .. فالغذاء اليومى الأساسى للأهالى فى المجتمعات الثلاثة هو :

— الافطار : خبز وتمر وشاى وقهوة .

ـ الغداء : أرز وصلصة طماطم وبصل وسمن ، أو مرقوق (يصنع من رقائق الخبز المشبعة بالمرق) .
ـ العشاء : خبز وصلصة طماطم ، أو مرقوق .

وفى السوق ، يضاف اللحم والخضروات إلى الغداء أو العشاء ، وأحيانا اللبن المعلب فى الافطار .

لاشك أن هناك فارقا فى مستوى التغذية بين سكان السوق وسكان الهجر والبادية ، مما ينعكس على صحة الأسرة عموما وعلى صحة الطفل خاصة ، كما سنرى فيما يلى من صفحات . هذا الفارق لا يسببه الوضع الاقتصادى فقط ، وإنما أيضا العادات والتقاليد .

غذاء الطفل :

يعطى الطفل فى الأيام الثلاثة الأولى من حياته ملعقة سمن صباح كل يوم لتليين أمعائه وتنظيفها ، وبعض البدو يطيلون مدة لعق السمن حتى اليوم السابع من الولادة وفى حالات استثنائية لمدة ٤٠ يوما ، وقد يعطى الطفل نقطا من زيت الخروع لنفس السبب ، وكثيرا ما تقوم بارضاع الطفل فى أيامه الأولى جارة أوقرية حتى « يدر » اللبن فى ثدى أمه .

الرضاعة من ثدى الأم هى الأسلوب السائد ـ لحسن الحظ ـ فى تغذية الأطفال فى المجتمعات الثلاثة (جدول ١٢) ، إلا أن الأمهات فى السوق أصبحن أكثر ميلا فى السنوات الأخيرة لارضاع أطفالهن من الحليب الجاف المعلب تشبها بالحضريات ، أما الأمهات فى البادية والهجر ، فلا زلن بعيدات بعض الشيء عن هذا الغزو الحضارى وعلّهن يبتعدن ما وسعهن ذلك ، فجميع الدراسات تثبت أن واحدا من أهم أسباب الإسهال لدى الأطفال هو استبدال الارضاع الطبيعى بالارضاع الصناعى .

جدول (١٢)

تغذية الأطفال الرضع

المجموعة	عدد الأطفال	أطفال تجاوزوا سن الرضاع	أطفال يرضعون من		
			ثدى الأم	حليب جاف	حليب ماعز
السوق	١٦٣	١٠٩	٣٢	١٨	٤
المهجر	١٩٤	١٢١	٦٢	٧	٢
البادية	١٦٠	١٠٦	٤٩	٤	١

لم نجد فى دراستنا فرقا فى أسلوب الرضاعة بين الذكور والاناث من الأطفال وإن ذكر لنا أن بعض الأمهات من البدو يرضعن أطفالهن من الذكور لفترة أطول من الاناث ، هذا التفضيل فى الرضاعة وجده بايوت (٧٠) بين اللاجئين العرب فى لبنان .

يبدأ إعطاء الطفل بعض الأطعمة الخفيفة مثل الخبز والأرز والتمر فى سن ٦ إلى ٩ أشهر (جدول ١٣) ، بعدها يعطى الطفل تدريجيا ما يتاح من طعام الأسرة إلا اللحم فلا يعطاه إلا إذا بلغ من العمر عاما ونصف العام فهو ثقيل على معدة الطفل فيما يرون ، ويتوفر الأطعمة المحفوظة للأطفال فى السوق بدأ استعمالها على نطاق ضيق . وغنى عن الذكر أن هناك مقاومة شديدة من قبل منظمات الصحة العالمية لاستعمال الأطعمة المحفوظة فى تغذية الأطفال بما فى ذلك الحليب الجاف لما قد يحمله من أضرار .

جدول (١٣)

السن التى يبدأ فيها تغذية الطفل من طعام الأسرة (نسبة مئوية)

المجموعة	عدد الأطفال	السن بالأشهر				المجموع
		٦ -	٦ــ٩	١٠ــ١٢	١٢ +	
السوق	٩٧	١٠	٥٤	٢٩	٧	١٠٠
المهجر	١٢١	٢٣	٤٢	٣١	٤	١٠٠
البادية	١٠١	١٧	٤٤	٣٣	٦	١٠٠

الغالبية العظمى من الأمهات (أكثر من ٩٠ ٪) ، فى المجتمعات الثلاثة ، يفطمن أطفالهن فى تمام السنة الثانية من العمر أو قبل ذلك إذا ما حملت الأم ، وهناك اعتقاد بوجوب فطام الطفل فى نهاية السنة الثانية من العمر (٧٢) يقول الله فى محكم كتابه : « والوالدات يرضعن أولادهن حولين كاملين لمن أراد أن يتم الرضاعة » . ويذهب بعض الأمهات إلى فطام الطفل فى نفس اليوم الذى يكمل فيه عامه الثاني ، وقد أشار « جليف » (٤١) إلى نفس الاتجاه فى لبنان وسوريا والعراق والمغرب ، كذلك تقوم الأمهات المسلمات فى تشاد بفطم أطفالهن فى تمام الثانية من العمر .

ويتم الفطام عادة بطريقة فجائية ، وتستخدم عدة طرق لابعاد الطفل عن ثدى أمه .. منها وضع « فلفل أسود » على ثدى الأم ، أو وخز أنف الطفل بدبوس كلما اقترب من الثدى ، وثمة طريقة أخرى أقل انتشارا هى وضع نقط من دم حشرة صغيرة على الثدى .

بعد الفطام يسمح للطفل أن يأكل من جميع الأطعمة المتوفرة بما فى ذلك اللحم ، وفى سن الخامسة يسمح للطفل الذكر بالانضمام إلى أبيه وقت الطعام وهو شرف يحظى به الطفل الذكر دون الأنثى إذ يقدم للأب عادة أفضل الطعام وكثيرا ما يتناوله مع جيرانه أو ضيوفه .

أثر التغذية على صحة الطفل :

وجدنا هناك فارقا فى غذاء الأطفال بين مجتمع السوق ومجتمعى البادية والهجر ، ففى السوق يتناول الأطفال كميات من البروتينات الحيوانية (اللحم واللبن والبيض) والخضروات والفاكهة اكثر مما يتناوله الأطفال فى المجتمعين الآخرين ، وللغذاء تأثير كبير على نمو الأطفال فى فترات ما قبل الفطام وأثنائه وما بعده .

مرحلة ما قبل الفطام : يتم إرضاع الأطفال فى المجتمعات الثلاثة خلال الأشهر الستة الأولى من حياتهم أرضاعا طبيعيا . وفى هذه المرحلة يعتبر لبن الأم غذاء كافيا لطفلها ، إلا أن صحة الأم ومستوى تغذيتها يؤثران على نمو الطفل ، فالأنيميا ومرض البرى برى على سبيل المثال قد يوجدان بين الأطفال الذين تعانى أمهاتهم من الأنيميا أو نقص مادة الثيامين فى الغذاء ، خاصة فى البيئات التى تعيش أساسا على أكل الأرز الأبيض .

ولنا أن نتوقع وجود بعض هذه الظواهر المرضية فى مجتمعات البادية ، باعتبار أن غذاء الأم يعتمد على المواد السكرية والنشوية . أما طفل المدينة فيواجه تحديا من نوع آخر ، وهو أن تغذيته عن طريق الرضاعة الصناعية والتى أخذت تنتشر مؤخرا كثيرا ما تعرضه للاسهال وما يصاحبه من ضعف فى مقاومة الجسم .

مرحلة الفطام : هى المرحلة من العمر ما بين الشهر السادس ونهاية العام الثانى وتنتهى بفطام الطفل عن اللبن ، لا يعتبر لبن الأم فى هذه الفترة كافيا — كما وكيفا — لسد احتياجات طفلها ، كما أن الطعام الذى يتناوله الطفل إلى جانب اللبن فى أغلبه طعام غير كاف خاصة فى مجتمعى البادية والهجر ، إذ ترتفع فيه نسبة النشويات والسكريات وتقل فيه نسبة البروتينات والفيتامينات ومن ثم فهو لا يكاد يوفر للطفل احتياجاته للنمو السليم .

هذه الصورة نجدها فى كثير من دول العالم الثالث ، ونجد فى نفس الوقت أن معظم وفيات الأطفال فى الدول النامية تحدث فى هذه المرحلة من العمر ، وفى الدراسة التى أجراها جوردن (٢٨) فى الهند وجد أن ذروة الوفيات تكون فى حوالى الشهر العاشر من حياة الطفل ، والسبب هو أن الجرثومة العادية التى قد لا تكون ذات خطر على الطفل السوى ربما تؤدى إلى الاسهال ومضاعفاته لدى الطفل سىء التغذية ، وسوء التغذية فى هذه المرحلة من العمر لا يرجع بالضرورة إلى أسباب اقتصادية بقدر ما يرجع ألى جهل الأم بالقيمة الغذائية للطعام .

مرحلة ما بعد الفطام : مرحلة ما بعد الفطام هى الأخرى مرحلة حرجة فى حياة الطفل خاصة فى مجتمع البادية ، ذلك أن غذاء الطفل بعد الفطام ترتفع فيه نسبة النشويات وتقل فيه نسبة البروتينات ، ويأكل الأطفال الصغار مع أمهاتهم وسيدات الأسرة ، وطعامهم فى العادة يأتى بعد أن يفرغ الرجل من طعامه الذى يصيبه مع ضيوفه أو جيرانه وهو عادة أفضل شأنا من طعام بقية الأسرة ، ولبن الأم الذى كان يعيش عليه الطفل قبل الفطام أفضل من حيث القيمة الغذائية من الطعام العادى الذى يتناوله مع بقية الأسرة ، وفى ما يلى من الدراسة سنوضح الفوارق فى النمو بين أطفال السوق والهجر والبادية .

صحـــة البيـــئـة

المساكن :

البناء : تبنى المنازل فى السوق من الحجارة أو الطين ، وهى واسعة ورحبة إذا ما قورنت ببيوت الطين والأكواخ فى الهجر ، بينما يعيش البدو فى بيوتهم المصنوعة من الشعر . تتروح المساحة المسطحة لبيت الشعر من ٢٠ إلى ٤٠ مترا مربعا ، وتنقسم عادة إلى ثلاثة أقسام : قسم لطهى الطعام وقسم للجلوس والقسم الثالث للنوم ، ومتوسط عدد الأشخاص الذين يعيشون فى منزل واحد فى المجتمعات الثلاثة هو (٦) أشخاص ، لكنا إذا اعتبرنا حجم المنزل وسعته فان كثافة السكان بالنسبة إلى مساحة المنزل فى البادية أعلى منها فى الهجر أو السوق .

المنازل بصفة عامة نظيفة فى المجتمعات الثلاثة ، وخيمة البدوى أقل نظافة من بيت الطين إلا أن المنطقة المحيطة بها أنظف ، والتهوية فى بيوت الشعر ممتازة أما فى بيوت الطين والأكواخ فهى أقل . وفى فصل الصيف عندما يتجمع البدو حول مصدر للماء يتحركون تدريجيا فى دائرة أوسع كلما تلوثت المنطقة بفضلات الأغنام .

المياه : مصادر المياه هى الآبار السطحية ويتم حفرها على أعماق تتروح بين ١٠ ـــ ٢٠ مترا ، وفى السوق والهجر تضخ مياه الآبار إلى أحواض صغيرة ترتفع مقدار متر عن سطح الأرض وتستخدم للرى والاستهلاك المنزلى ، وتنقل المياه منها إلى البيوت فى عربات حيث تحفظ فى خزانات للمياه ، أو فى أوان من الفخار . وفى البادية تجلب المياه من الآبار بواسطة الدلاء وتنقل بالقرب المصنوعة من جلود الأغنام إلى البيوت .

أخذنا عينات مياه من سبعة آبار مختلفة فى السوق والهجر والبادية وأيضا من بعض الأوعية المنزلية وأرسلت إلى المختبر المركزى فى الرياض حيث فحصت كيماويا ، وفيما يلى نتيجة الفحص :

نوع الفحص	نتائج الفحص
ثانى أكسيد النتروجين	آثار بسطة
نترات	لا شىء
كالسيوم	٦٠ — ٨٠ مجم فى الليتر
مغنيسيوم	١٧ — ٣٢ مجم فى الليتر
حديد	آثار بسيطة
منجنيز	لا يوجد
كلور	١٠٩ — ٦٠٠ مجم فى الليتر
كاربونات الكالسيوم	٢١٠ — ٧٣٠ مجم فى الليتر
أملاح قابلة للذوبان	٤٨٠ — ٧٨٠ مجم فى الليتر
الأس الحامضى	٧,٥ — ٧,٨

هذه النتائج تعد مقبولة حسب المعايير الدولية التى حددتها منظمة الصحة العالمية لمياه الشرب ، إلا أن وجود النشادر يدلل على احتمال تلوث الماء . وقد وجد النشادر فى ثلاث عينات واحدة أخذت من بئر ضحل فى « كرا » والثانية من حوض يستخدم كخزان مياه فى « السوق » والثالثة من آنية منزلية فى « العرقين » ؛ وقد وجد النشادر فيها بالمعدلات التالية ٠,٠٤ و ٠,٠٨ و ٠,٦ ملليجرام فى الليتر .

وقد وجدنا أن مياه الشرب فى تربة وخاصة فى البادية تتعرض لعوامل التلوث وهى فى جوف البئر وأثناء نقلها وتخزينها حتى لحظة استخدامها .

التخلص من الفضلات الآدمية :

فى الهجر والبادية لا تستخدم المراحيض إلا فيما ندر (جدول ١٤) وتبعد أماكن التخلص من الفضلات الآدمية عن المنزل بحوالى ٥٠ مترا (المسافة أقصر بالنسبة للسيدات) . هذه الأماكن نجدها جافة فى البادية رطبة فى المجتمعات الزراعية ، ومن

الواضح أن التخلص من الفضلات الانسانية فى المناطق الزراعية أكثر مدعاة لتلوث البيئة منه فى الصحراء .. حيث يقضى جفاف البيئة وحرارة الشمس على الميكروبات والطفيليات .

جدول (١٤)
المنازل المزودة بالمراحيض

المجموعة	عدد المنازل	المنازل المزودة بالمراحيض
السوق	٦٠	٤٣
الهجر	١٠٦	٢
البادية	٨٦	٠

نظافة الغذاء : يعتقد سكان تربة أن الطعام الذى لم تنضجه النار أو الذى يترك لليوم التالى يسبب الاسهال ، وهو اعتقاد ليس ببعيد عن الصحة ، ومن هنا فهم غالبا ما يستهلكون الطعام فى نفس اليوم ، والطعام الزائد عن الحاجة يعطى للحيوانات والدواجن أو قد يلقى فى فناء الدار .

الرضاعة الصناعية بالحليب المجفف غير شائعة لحسن الحظ ، وما شاهدناه من طريقة إعداد الرضعة الصناعية تجعلنا نرجو أن يقف غزو هذه المفاهيم الوافدة علينا فى تغذية الطفل والتى أصبحت المؤسسات الصحية الدولية تحاربها ، فالزجاجة تغسل بماء بارد ، وتستخدم نصف الكمية المطلوبة من اللبن المجفف للرضعة ، وتنتقل الزجاجة من يد إلى يد مما يعرضها للتلوث وقد يستخدمها أكثر من طفل فى نفس الوقت .

الوضع الصحي للأطفال

التاريخ المرضى :

وجهنا مجموعة من الأسئلة إلى الأمهات حول الوضع الصحى لأطفالهن ، واحد من الأسئلة كان : « هل يشكو طفلك من أحد الأمراض التالية : الاسهال ــ الكحة ــ الحمى ــ أمراض العيون ؟ » . ويبين جدول (١٥) مدى الشكوى من الأمراض الأربعة بين الأطفال ، ومنه يتضح لنا أن معدل الشكوى أقل فى السوق منه فى البادية والهجر .

جدول (١٥)

النسبة المئوية لتوزيع الأطفال الذين يشكون من حالات مرضية

المجموعة	عدد الأطفال	نسبة الاصابة ٪			
		الاسهال	الكحة	الحمى	التهاب العيون
السوق	١٦٣	٩	١٣	١٠	٩
الهجر	١٩٤	١٤	٤١	١٩	٢٣
البادية	١٦٠	١٦	٣٩	١٦	٣٣

ويمكننا أن نعزو انتشار الكحة بين البدو وسكان الهجر إلى موجة السعال الديكى التى عمت المنطقة أثناء الدراسة ، ويبلغ الاسهال فى المجموعات الثلاث ذروته بين الأطفال فى السنة الثانية من العمر ويرجع ذلك إلى أن الطفل يأكل فى هذه المرحلة من طعام الأسرة بدون أخذ الحيطة الكافية فى النظافة .

أكثر أنواع الحوادث انتشارا بين الأطفال هى الاصابة بالحروق وشرب الكيروسين . وتقتصر حوادث عض الحيوان وقرص الأفاعى والعقارب على الهجر والبادية دون السوق

وأغلبها بين الأطفال الذين تتراوح أعمارهم بين عامين وأربعة أعوام وهى الفترة من العمر التى يحاول فيها الطفل أن يكتشف المجهول من حوله .

الفحص الاكلينيكى :

تم فحص ٣٣٢ طفلا فحصا إكلينيكيا لتشخيص أمراض سوء التغذية والأمراض المعدية بينهم ، ويبين جدول (١٦) نتائج فحص الأطفال من سن الولادة حتى الخامسة من العمر . لم نجد فروقا إحصائية بين المجموعات الثلاث إلا فى نسبة الاصابة بالقروح الجلدية والتهاب عضو الذكورة الذى نجده بين أطفال البدو والهجر نتيجة لطريقة ممارسة عملية الختان . ولم نجد فروقا بين الذكور والاناث إلا فى انتشار قمل الرأس والتهاب العينين ، فهما أعلى بين الاناث .

جدول (١٦)

نتيجة الفحص الطبى للأطفال (نسبة مئوية)

المجموعة			
البادية	الهجر	السوق	
٩٨	١٣٣	١٠١	عدد الأطفال
٤	٢	٢	تغير لون الشعر
١	١	٢	التهاب جلد دهنى
٣	٢	٣	التهاب زاوية الفم
١٩	١٤	١٢	التهاب العينين
٨	١١	٢	قروح جلدية
٧	٨	—	التهاب عضو الذكورة
٢١	١٥	٢١	قمل الرأس
٣	٤	٤	تضخم الكبد
—	—	—	تضخم الطحال
٥	٨	٢	وذمة الساقين
٣	٤	٢	حسل اغتذائى

• تغير لون الشعر (Hair depigmentation) والتهاب الجلد الدهنى (Nasolabial seborrhea) والتهاب زاوية الفم
(Angular stomatites) ووذمة الساق (Leg edema) ، تؤخذ جميعها للدلالة على سوء التغذية نتيجة لنقص البروتينات
أو الفيتامينات فى الغذاء .

تمخض الفحص الاكلينيكي عن وجود (٢١) طفلا تبدو عليهم أعراض سوء التغذية ، ولم نجد أية فروق تذكر بين المجتمعات الثلاثة أو بين الذكور والاناث . الأطفال المصابون بسوء التغذية أعمارهم تتجاوز السنة .. ذلك لأن الطفل فى السنة الأولى من عمره يعتمد فى غذائه على لبن أمه وهو غذاء كاف نسبيا فى هذه المرحلة لما فيه من بروتينات . بعدها تبدأ حاجته إلى غذاء إضافى إلى جانب اللبن يحتوى على كمية كافية من البروتينات والفيتامينات ، فاذا لم يجد حاجته من هذا الغذاء تعرض للاصابة بأمراض سوء التغذية .

وتجدر الاشارة هنا ، إلى أن سوء التغذية هو فى الغالب نتيجة لعدم إدراك الأهالى للقيم الغذائية الموجودة فى الأطعمة المتوفرة لديهم مثل الدواجن والبيض والبقول والخضروات والفواكه ، وبالتالى عدم الاستفادة منها .

فى دراسة غذائية أجريت بين الأطفال اللاجئين فى الأردن (٣٦) ممن تترواح أعمارهم بين سنة وأربع سنوات وجدت نسبة انتشار أمراض سوء التغذية مشابهة لنسبتها فى تربة . وفى الدراسات الغذائية عموما نجد أن الفحوص الاكلينيكية وحدها لا تكفى للحكم على الوضع الغذائى للسكان (٣٨ ، ٣٩) فقد تكون هناك حالات مرضية لا تظهر إلا بالفحوصات المخبرية ، وربما كانت هناك حالات من الحسل الاغتذائى الموزون (الكواشيركور)* أو مرض البرى برى غير ظاهرة إكلينيكيا .

بالنسبة لالتهاب العيون نجدها أقل حدوثا فى تربة — ربما لجفافها النسبى — عنها فى مناطق رطبة مثل المنطقة الشرقية حيث تصيب التراخوما نسبة عالية من أطفال المدارس .

وقد عزا تايلور (٨٣) فى دراسته التى أجراها عن التهاب العيون بين الأطفال فى البنجاب انتشار المرض إلى اكتحال أفراد العائلة بمرود واحد مما يؤدى إلى سهولة انتقال الفيروس من المريض إلى الصحيح ، وقد يكون الاكتحال بنفس الأسلوب فى مجتمعاتنا الريفية أحد الأسباب التى تؤدى إلى التراخوما بالاضافة إلى عوامل أخرى مثل قلة النظافة الشخصية والازدحام والذباب .

---

* مرض يصيب الطفل فى السنة الثانية من عمره نتيجة لنقص كمية البروتينات التى يتناولها ، وتكون أعراضه تغير فى لون الشعر ، وورم فى الساقين ، وتخلف فى النمو الجسدى والعقلى .

القياسات الأنثروبومترية :

القياسات الأنثروبومترية نعنى بها قياس الطول والوزن ومحيط الرأس والصدر ، هذه القياسات تتغير مع نمو الطفل ، وتؤخذ فى مجموعها كمؤشرات للدلالة على ما إذا كان نمو الطفل طبيعيا أم أقل من الطبيعى نتيجة لسوء التغذية أو العدوى بأمراض مختلفة . وقد وجدنا فروقا فى الأوزان والأطوال بين الأطفال فى المجتمعات الثلاثة ، فهى أعلى نسبيا فى السوق منها فى الهجر والبادية ، كذلك لاحظنا فروقا بين أوزان وأطوال الذكور والاناث فى مجتمع البادية ربما نتيجة للفرق فى التغذية بين الجنسين . وقد لاحظ فريق من الباحثين فى بلدان أخرى نفس الفروق بين الذكور والاناث، مثل نيومان فى دراسته فى البنجاب (٥٩) وموريلى فى دراسته فى إفريقيا (٥٤) .

بحث الدارسون عن معيار دولى يقارنون به معدلات النمو بين الأطفال وانتهى بهم الأمر إلى أن اختاروا معيار النمو لأطفال مدينة بوستن بالولايات المتحدة الأمريكية كمعدل دولى ثابت تقارن به معدلات النمو للأطفال فى مختلف أنحاء العالم وأطلق عليه « معدل بوسطن » أو « معدل هارفارد » للنمو ، ومع أن معايير أخرى للنمو استحدثت فيما بعد ، إلا أنه فى دراستنا هذه التى أجريت فى عام ١٣٨٧ هـ كان معدل بوستن هو المعدل الدولى المتعارف عليه .

الشكلان (٤ و ٥) يوضحان منحنى أوزان الأطفال من الذكور والاناث فى كل من السوق والبادية مقارنة بأوزان أطفال بوسطن . فى كلا الشكلين نجد أن منحنى أوزان أطفال تربة يبدأ تقريبا مع منحنى أوزان أطفال بوسطن ثم يبتعد عنه بشكل متزايد كما نجد أن منحنى أطفال السوق أعلى من منحنى أطفال البادية خاصة بين الاناث (شكل ٥) مما يدل على أن تغذية الاناث فى السوق أفضل . وقد لاحظ طه (٤٢) انحرافات مشابهة عن معيار بوسطن بين الأطفال السودانيين .

يمكن تفسير الفوارق فى نمو أطفال تربة مقارنة بأطفال بوسطن بعوامل الوراثة والبيئة ، ويمكن تفسير الفارق فى النمو بين الذكور والاناث من الأطفال فى البادية بالفارق فى التغذية .

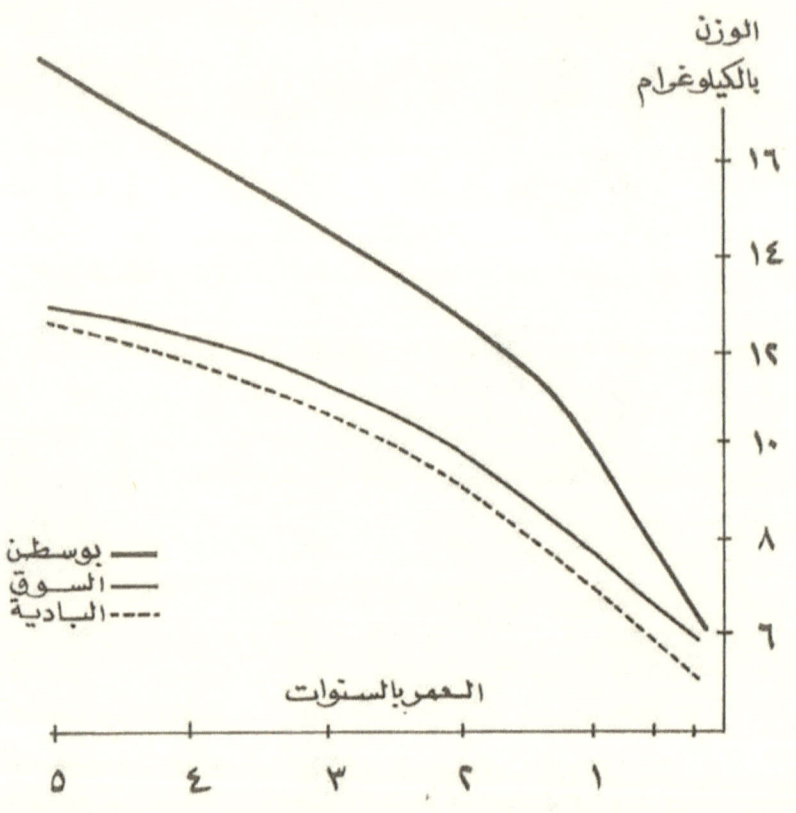

الوزن
بالكيلوغرام
١٦
١٤
١٢
١٠
٨
٦
بوسطن
السوق
البادية
العمر بالسنوات
٥
٤
٣
٢
١

شكل ٤ - منحنى اوزان الذكور في السوق والبادية مقارنا بمنحنى اطفال بوسطن .

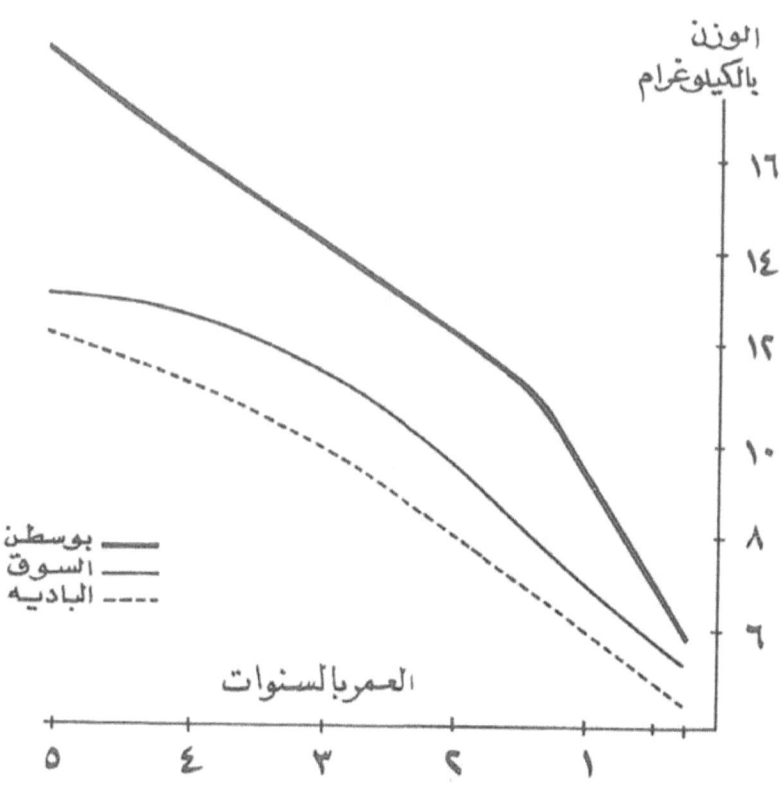

الوزن
بالكيلوغرام

١٦

١٤

١٢

١٠

٨

٦

بوسطن
السوق
الباديه

العمر بالسنوات

٥   ٤   ٣   ٢   ١

شكل ٥ ـ منحنى اوزان الاناث في السوق والبادية مقارنا بمنحنى
اطفـال بوسـطن .

الفحوص المخبرية :

الهيموجلوبين : يحظى أطفال السوق بمعدل أفضل فى هيموجلوبين الدم مقارنة بأطفال الهجر والبادية (جدول ١٧) ، ذلك إذا ما اعتبرنا أن معدل ١٠ ٪ جرام من الهيموجوبين حدا فاصلا بين الهيموجلوبين العادى والمنخفض .

جدول (١٧)

معدل الهيموجلوبين فى الدم بالجرام (نسبة مئوية)

المجموعة	عدد الأطفال	القراءة التراكمية		المجموع
		أقل من ١٠ جم ٪	أكثر من ١٠ جم ٪	
السوق	٩٥	١٨	٨٢	١٠٠
الهجر	١٢٣	٣٥	٦٥	١٠٠
البادية	٩٠	٣٤	٦٦	١٠٠

فى المجتمعات الثلاثة ترتفع نسبة الهيموجلوبين فى السنة الأولى من العمر ثم تنخفض خلال السنة الثانية ، والسبب هو استنفاد مصادر الحديد فى جسم الطفل وعدم تجديدها بالأطعمة المناسبة خلال السنة الثانية من عمره .

الملاريا : أخذنا عينات دم من ١٥٠ تلميذا فى المدرسة لفحصها وتحديد مدى الاصابة بالملاريا وقد وجدت جميعها سلبية . وكانت الملاريا منتشرة منذ أكثر من عشر سنوات ثم خفت أو انعدم وجودها فى السنوات الأخيرة نتيجة لقلة الأمطار ، ويذكر الأهالى أنه فى الماضى مع اشتداد الوباء كان المريض إذا ما أحس بأعراض الحمى ترك عمله وذهب إلى فراشه حتى تنقضى الحمى والقشعريرة ثم يعود بعدها إلى عمله ، والملاريا هنا تذكرنا بأبى الطيب المتنبى الذى وصف أعراضها ومظاهرها أبلغ وصف وأدقه :

وزائـــــرتى كأن بها حيـــــاء فلـيس تزور إلا فى الظــــلام
بذلت لها المطـارف والحشايـــا فعــافتها وبــاتت فى عظامـــى
يضيق الجلـد عن نفسى وعنها فتوسعــــه بأنـــــواع السقــــام
إذا ما فارقتنـــــى غسلتنـــــى كأنَّـــا عاكفـــان على حرام
كأن الصبــح يطردهــا فتجــرى مدامعهـــا بأربعـــــة سجـــام
أراقب وقتها من غير شوق مراقبـــــــــة المشوق المستهام
ويصدق وعدهــــا والصدق شر إذا ألقــاك فى الكـرب العظام
أبنت الدهر عنـدى كل بنت فكيف وصلت أنت من الزحام ؟
جرحت مجرحـــا لم يبـق فيــه مكـــان للسيـــوف ولا السهـــام

الطفيليات المعوية : من بين ١٨٦ طفلا فحصوا وجد منهم ٤٥ ٪ لديهم طفيلى أو أكثر فى البراز وأهمها (E. Coli, H. nana, G. lamblia) ومع أن جرثومة (E. coli) جرثومة غير ضارة ، إلا أن وجودها فى أمعاء الأطفال يدل على أنهم سبق وأن تناولوا طعاما ملوثا . كذلك وجدت حالتا بلهارسيا بين أطفال العلاوة ، وفى صيف عام ١٣٨٥ هـ أجرى مسح للبلهارسيا فى العلاوة شمل ٣٢ طفلا وجد منهم ١٦ طفلا مصابين بالبلهارسيا مما يدل على انخفاض معدل الاصابة بالمرض .

الفحص السرولوجى (أمصال الدم) :

الزهرى المتوطن (الشجار) (Endemic syphilis) : كانت نسبة النتائج الايجابية لميكروبات الزهرى المتوطن ٦ ٪ بين الأطفال و ٢٥ ٪ بين الكبار ، ومن بين ٩ أشخاص جاءوا إلى المركز الصحى يشكون من الشجار ، وجد ٧ منهم إيجابيين ، مما يدل على أن ما يدعونه « شجارا » ما هو إلا مرض الزهرى المتوطن .

الزهرى المتوطن له أسماء متعددة منها الشجار والمبروك والافرنجى والبيجل (وهو غير الزهرى التناسلى وإن كانا ابناء عمومة) . ينتقل ميكروب (الشجار) عن طريق التلامس أو الشرب من آنية واحدة ، ويساعد على انتقاله وانتشاره ظروف البيئة المحيطة بما فى ذلك

عدم النظافة وازدحام السكن ، ولا يسبب الشجار المضاعفات التى يسببها الزهرى التناسلى .. فهو أرأف بالمصاب وأرحم ؛ من أعراضه بثور على الجلد وآلام فى العظام ، وهو يصيب الأطفال أكثر مما يصيب الكبار ، ويختفى مع تقدم العمر ولذا فالأم لا تورثه لطفلها ، وقد وجدنا كل هذه الظواهر فى دراستنا فى تربة .

ذكر جوته (٣١) أن المرض موجود بين البدو فى المملكة العربية السعودية ، كما وصفه هدسون (٣٧) بأنه مرض متنقل يصيب أكثر ما يصيب أطفال البادية . وفى عام ١٣٧٤ هـ قامت بعثة من خبراء منظمة الصحة العالمية بمسح صحى فى منطقة الجنوب الغربى بالمملكة ووجدت أن الزهرى المتوطن (الشجار) موجود بين السكان بسبب الأوضاع الاجتماعية والعادات ، وأوصت اللجنة باستئصال المرض .

ولقد وجدنا أن كثيرا من البدو والقرويين يشكون من آلام البدن (شواظى العظام) ويصرف لهم فيما يصرف الاسبرين أو ماشابهه من مركبات السليسلات كعلاج ، **والسؤال كم من هؤلاء الذين يشكون من شواظى العظام مصابون بالشجار ؟ الأمر يستدعى إجراء دراسة مستفيضة عن المرض ومدى انتشاره ومبلغ الاصابة به .**

الأمراض الفطرية : أثبتت الفحوصات التى أجريناها على ٥٠ طفلا وجود آثار لفطر بلاستومايكوزيز (Blastomycosis) على ستة أطفال . هذا النوع من الأمراض الفطرية يكاد ينحصر وجوده فى العالم الجديد (القارتين الأمريكيتين) . ترى .. هل تأثرت التحاليل التى أجريناها بمكروبات أخرى ذات علاقة بالفطر ؟ أم هو اكتشاف للفطر لأول مرة فى المملكة ؟ لا نستطيع أن نجزم بأى من الاحتمالين . غير أن دعاة النظرية القائلة بأن العرب هم أول من اكتشفوا القارة الأمريكية قد يجدون فى النتائج التى حصلنا عليها ما يدعم نظريتهم ، وربما وجدوا حلقات وصل أخرى تربط بين وادى تربة والساحل الشرقى لأمريكا !!

الأجسام المضادة للكوليرا : وجدت الأجسام المضادة للكوليرا فى ٦٠ ٪ من الأمصال التى فحصت ، وإذا ما استقصينا تاريخ الكوليرا فى المنطقة الغربية من المملكة

وجدنا أن آخر وباء أعلن عنه كان فى مكة المكرمة فى عام ١٣٣٢ هـ مما يدل على أن النتائج الايجابية التى حصلنا عليها سببها الاصابة بمكروبات أخرى ذات خصائص مشابهة للكوليرا .

اختبار السل :

أجرى اختبار السل على ٢٦٩ شخصا من السوق و ١١٨ شخصا من الهجر والبادية ، وبلغت نسبة الحالات الايجابية بين من تجاوزوا العشرين من العمر ٧٠ ٪ (شكل ٦) وهى نسبة عالية . ولا تعنى إيجابية الاختبار الاصابة بالمرض ، وإنما تعنى أن الانسان سبق وأن تعرض ذات يوم لعدوى السل أو لميكروب آخر مشابه له ، والأمر يستدعى دراسة أكثر تفصيلا لمعرفة مدى الاصابة بالمرض ، وقد وجد ماكلينان (٥٠) فى دراسته لبعض القبائل فى بادية الأردن أن الحالات الايجابية لاختبار السل بين الأطفال من ٥ — ١٥ سنة تتراوح بين ١٢,٨ ٪ و ٤٠ ٪ .

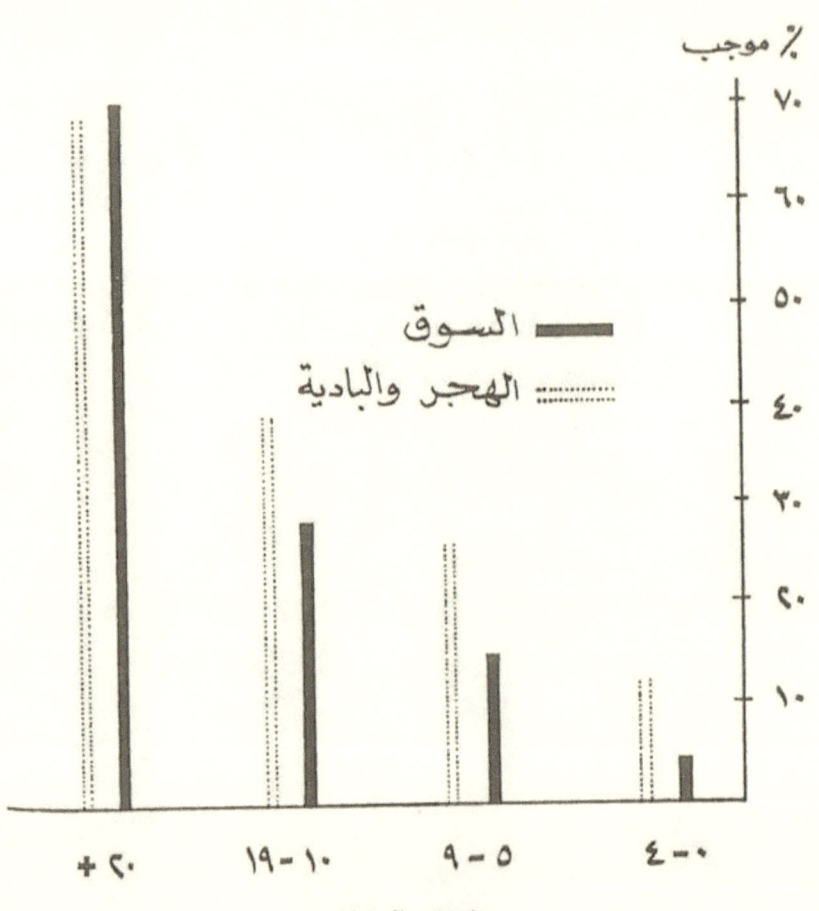

٪ موجب
٧٠
٦٠
٥٠
٤٠
٣٠
٢٠
١٠
السوق
الهجر والبادية
+ ٢٠
٠ - ٤
العمر بالسنوات

شكل (٦) النسبة المئوية للمستجيبين لاختبار السل حسب العمر (مجتمعا الهجر والبادية مدمجان.)

المفاهيم الصحية

لابد لنا أن ندرك المفاهيم الصحية والسلوك الصحى فى أي مجتمع قبل أن نحاول إدخال قيم صحية جديدة فيه .. خاصة وأن الحواجز الثقافية غالبا ما تقف عقبة حيال أى تغيير . علينا أن ندرس المعتقدات السائدة حول الأمراض — أسبابها وطرق انتشارها ووسائل علاجها — قبل أن نخطط لبرامج ثقافية أو مشاريع صحية متطورة ، فالبدوى مثلا يعتبر أن المياه نقية إذا ما كانت جارية ، وليس من السهل بمكان أن نهيئه لادراك مافى هذا الاعتقاد من خطأ أو أن نصحح سلوكه قبل أن نعرف البواعث الثقافية وراء هذا الاعتقاد .

لابد لنا أن نعرف الخلفية الثقافية التى تجعل الرجل يطعم الطعام مع جيرانه وضيوفه ويحظى بأطيبه قبل أن نعد برامج ناجحة لتصحيح غذاء الأسرة ، لابد لنا أن نعرف لماذا يأخذ سكان تربة أطفالهم المصابين بالاسهال والحمى إلى الطبيب بينما يذهبون بالطفل المصاب بالصرع إلى « السيد » لتخليصه من « الجنى الذى ركبه » .

لقد أعطى هانلون (٣٣) أمثلة من بالى فى إندونيسيا ومن المناطق الريفية فى بورما تدلل على أن إدخال مفاهيم صحية جديدة غير مخطط لها ولا تتفق مع ثقافة المجتمع قد تؤدى إلى نتائج سيئة ، من هنا حاولنا فى بحثنا فى تربة أن نحيط بشىء من المفاهيم الصحية والسلوك الصحى لدى السكان ، وهى ليست إلا بداية لدراسة أوسع وأشمل نرجو أن يتصدى لها الباحثون فى المستقبل .. خاصة وأنها تتصل بموضوع الطب الشعبى فى بلادنا وهو موضوع لازلنا نجهل خفاياه وفى حاجة إلى أن نعرف المزيد عنه .

قصرنا الدراسة على عينة محددة من أرباب الأسر ، حاولنا أن نستقصى معرفتهم ببعض الأمراض — أسبابها وطرق معالجتها وسبل الوقاية منها — ولم نجد من تحليل البيانات فوارق كبيرة بين المجتمعات الثلاثة ، فالاعتقاد السائد هو أن الأمراض كلها من عند الله سبحانه وتعالى وهو قادر على أن يجعل لكل مرض سببا ، من هذه الأسباب : البرد والتعب

والحسد والجن . وليس لدى أكثرهم مفهوم واضح عن الجراثيم ودورها فى نقل المرض ، وهو غير ما كنا نتوقع فى مجتمع السوق على الأقل .

الأمراض العقلية :

يعتقد أهالى تربة أن الجن ــ بأمر الله ــ قادرون على إصابة الانسان بالمرض العقلى . والجنى ينفذ إلى الانسان إذا ما كان فى حالة خوف أو كان سائرا فى الظلام ، ومن هنا شملت الاجابات عن أسباب المرض : الله (جل وعلا) والجن والخوف والمشى فى الظلام (جدول ١٨) . ويؤمن أحدهم ، فيما يؤمن ، أن لكل إنسان قرينا من الجن هو عادة من الجنس الآخر ، وقد يقع القرين من الجن فى حب قرينه من الانس .. فينفذ إليه ويستقر فى داخله .. ومن هنا ينشأ الجنون أو المرض العقلى .

جدول (١٨)

المعتقدات حول أسباب الأمراض العقلية

المجموعة	عدد	الأسباب					
		الله	الجن	الخوف	السير فى الليل	الحسد	أخرى
السوق	٣٢	١٧	٨	٣٠	١٠	—	٤
المهجر	٢٦	١٢	١٠	٢٣	١٨	١	٣
البادية	٢٦	١٢	٦	٢٤	١٦	٢	٦
المجموع	٨٤	٤١	٢٤	٧٧	٤٤	٣	١٣

رويت لى هذه القصة : غزيل فتاة فى الثامنة عشرة من عمرها أصيبت باختلال عقلي واصطحبها أخوها إلى « سيد » فى مكان قرب المدينة المنورة ليخرج منها الجنى ، والسيد فيما يرون رجل درس كتاب الجن واتصل بهم وأصبحت لديه القدرة على طردهم من أجسام البشر . قام السيد بربط إبهام الفتاة وإصبع قدمها بخيط غليظ ، وأخذ يتلو ويتمتم ثم راح يضربها بشدة ، وإذا بصوت أجش ــ صوت رجل ــ ينطلق من الفتاة وهو يصيح مستغيثا ، واعترف الجنى تحت وطأة الضرب بأنه وقع فى حب الفتاة وأنه بينما كانت الفتاة

تحلب شاتها ذات يوم عوى كلب بالقرب منها فأجفلت ، وهنا نفذ الجنى إليها .. وما ملك الجنى مع تهديد السيد وانذراته إلا أن يغادر جسم محبوبته مرغما .. وشفيت « غزيل » !

يقول مردوك (٥٥) « يستخدم الأطباء الشعبيون والسحرة فى معالجتهم طرقا تجمع بين الطقوس الدينية والايحاء النفسى وكثيرا ما ينجحون فيما يفعلون » .

ومن الطريف أن هناك وجه شبه بين ما يعتقده أهل تربة وما تعتقده مجموعة من البشر يسكنون أقصى أطراف الأرض ، ففى الأكوادور بأمريكا اللاتينية وجه سؤال إلى مجموعة من السكان عن ما يفعلونه فى حالة المرض العقلى ، وأجاب ٩٨ ٪ منهم بأنهم يلجأون إلى الطبيب الشعبى (كوراندو) إذا ما ألمَّ بأحدهم مرض الخوف ، ويعنون به المرض العقلى (٤٤) .

مرض السل (الدرن) :

يعتقد الأهالى أن السل يصيب الانسان نتيجة للعدوى (وقد ذكرها أكثر سكان السوق) أو التعرض للشمس أو البرد أو التعب أو الجوع أو القذارة (جدول ١٩) ، وفى اعتقادهم أن هذه العوامل تضعف مقاومة الانسان فيصاب بالسل . لم يذكر أحد منهم الجراثيم سببا من أسباب السل ، ومرة أخرى إذا كنا لا نستغرب هذا من البدو وهم بعيدون عن أسباب الثقافة العامة ، فاننا لا نملك إلا أن نستغربه من سكان السوق وهم على صلة وثيقة بالمدينة وبين ظهرانيهم مركز صحى قمين بأن يزودهم بنصيب من الثقافة الصحية !

جدول (١٩)
أسباب مرض السل كما يراها أهالى تربة

المجموعة	عدد	الله	عدوى	الشمس أو البرد	التعب	الجوع	القذارة	لا أعرف	غيره
السوق	٣٢	٧	٢٠	١٠	١	٩	—	٢	٧
الهجر	٢٦	٦	١٤	١٦	٤	٨	٣	٣	٣
البادية	٢٦	١٩	١١	١٠	٢	٦	٤	٢	٥
المجموع	٨٤	٣٢	٤٥	٣٦	٧	٢٣	٧	٧	١٥

الحمى وأوجاع الجسم والاسهال :

جدول (٢٠) يبين معتقدات سكان تربة (المجتمعات الثلاثة معا) عن أسباب الحمى وأوجاع الجسم والاسهال .

جدول (٢٠)

أسباب الحمى وآلام البدن والاسهال (المجتمعات الثلاثة معا)

المرض	أسبابه
الحمى	الشمس أو البرد ـــ التعب ـــ التعرض للأماكن الموبوءة
آلام البدن	الشمس أو البرد ـــ التعب ـــ الشجار
الاسهال	الطعام البايت (الذى مضى عليه يوم أو أكثر) ـــ التخمة ـــ الطعام الذى لم يُطْهَ جيدا .

يتضح من الاجابات أن مصادر الثقافة الصحية لديهم هى الملاحظة والتجربة الشخصية وتبادل الرأى فى محيط البيئة المحدودة وليس التعليم المنتظم أو الاطلاع أو وسائل الاعلام ، وفيما عدا حالات قليلة لا يبدو أن النظرية اليونانية القديمة عن الطبائع والأخلاط الأربعة تلعب دورا كبيرا فى تصوراتهم ، وهى نظرية قال بها أمبيدوكلس فى القرن الخامس قبل الميلاد وأخذها العرب عن اليونان فى العصور الأولى للاسلام . النظرية تعزو احتفاظ الانسان بصحته إلى مدى التوازن بين الطبائع الأربعة فى جسمه : الحار والبارد والرطب واليابس .

الأمراض المنتشرة والأمراض الخطيرة :

سئلت مجموعة من ١٣٠ رب أسرة عن أكثر الأمراض انتشارا ، وأكثرها خطورة فجاءت الاجابة كالتالى مرتبة ترتيبا تنازليا حسب أهمية المرض :

أكثر الأمراض انتشارا	أكثر الأمراض خطورة
السعال الديكى	السعال الديكى
الحصبة	الحصبة
آلام الجسم	الكحة
الكحة	الاسهال
الشجار	الحمى
الاسهال	
الحمى	
السل	

نلاحظ أن أشد الأمراض انتشارا هى نفسها أشد الأمراض خطورة فيما يرون . ومع أن الاسهال منتشر خاصة بين الأطفال إلا أنه وضع فى موضع أدنى مقارنة بالسعال الديكى وأوجاع الجسم والشجار .. وما ذاك إلا لأنهم يرونه أمرا طبيعيا وليس مرضا .

فى سؤال عن ما هى الأمراض المعدية ، كانت الاجابات كالتالى : السعال الديكى والكحة والحصبة والجدرى والسل والشجار . ووسيلة العدوى فيما يرون هى الاتصال المباشر بالمصاب ، أو الأكل والشرب معه من إناء واحد ، كما أنهم يعتقدون أن السعال الديكى ينتقل إلى الطفل إذا سمع طفلا آخر يسعل ، وأن الشجار ينتقل من الأم إلى طفلها عن طريق الارضاع ، وبديهى أن المعتقدين الأخيرين ليس لهما نصيب من الصحة ، ونلاحظ أن الأمراض المعدية هى نفسها الأمراض المنتشرة والخطيرة مما يدل على معرفتهم بأهمية وخطورة الأمراض المعدية ، وإن لم يأت فى حديثهم ذكر للجراثيم والطفيليات .

وهم على علم بأن الجدرى والحصبة والسعال الديكى أمراض تورث المصاب بها مناعة دائمة بعد أن يشفى ، أما الجدرى فيرون أنه أسوأ الأمراض ، فهو قد يؤدى إلى الوفاة

أو العقم عند الرجال . ويأتى بعد الجدرى السعال الديكى فهو اكثر امراض الأطفال خطورة .

عندما وجهنا السؤال الآتى : « كيف يمكن للانسان أن يتقى حدوث المرض ؟ » كانت أكثر الاجابات « لا شىء .. ربنا هو الحافظ » أو « البعد عن سبب المرض » . أما قضية البعد عن أسباب المرض فنظرة إلى واقع حياتهم تنبىء بغير هذا ، فمريض السل مثلا لا يجدون ما يمنع من مخالطته ومجالسته ومؤاكلته و « الله هو الحافظ » .

والاتجاه نحو التطعيم لم يعد سلبيا كما كان الأمر قبل ٥٠ سنة مثل ما حكى لنا ديكسون (١٨) ، فقد أصبح مقبولا بل ومطلوبا فى السوق وإلى حد ما فى الهجر . أما فى البادية فالقوم ليس لهم رأى محدد بعد حيال التطعيم « إذا طعم الآخرون أولادهم طعمنا نحن أولادنا » !

المتطلبات الصحية :

واحد من الأسئلة التى وجهناها كان « ماذا تريدون من الحكومة أن تقدم لكم من مشاريع ؟ » وكانت الاجابة الغالبة هى إنشاء مدرسة ، ومسجد ، ومركز صحى أو مستشفى . أما الأولوية فكانت تختلف باختلاف العمر ، فالشباب كانوا يضعون المدرسة فى المكان الأول وبعدها المركز الصحى ثم المسجد ، فى حين أن الشيوخ كانوا يذكرون المسجد أولا ثم المركز الصحى وأخيرا المدرسة .

سؤال آخر وجهناه : « ما الذى تقترحونه لتحسين الرعاية الصحية ؟ » .. كل مجموعة ذكرت متطلباتها المباشرة والعاجلة (جدول ٢١) ، فسكان السوق طلب ٩٠ ٪ منهم مستشفى فى حين طلب ٨٠ ٪ من سكان الهجر والبادية مركزا صحيا . وطلب حوالى ٦ ٪ من المجموع أن تكون الرعاية الصحية أفضل بيد أن سكان السوق حددوا الرعاية الأفضل بجهاز أشعة وقسم للجراحة فى حين حددها سكان الهجر والبادية بمزيد من الحقن . أربعة فقط من جميع من سألناهم ذكروا ما يمكن أن نسميه « بالمتطلبات الصحية الحقيقية » مثل الحصول على مياه معقمة ووسائل للتثقيف الصحى وبرنامج لتطعيم الأطفال .

جدول (٢١)

اقتراحات السكان لتحسين الرعاية الصحية (نسبة مئوية)

المجموعة	عدد	لاشيء	مستشفى	مركز صحى	رعاية افضل	غيره
السوق	٥٩	٥	٩٠	٢	٥	٧
الهجر	١٠٦	٨	١١	٦٨	٨	٨
البادية	٨٨	٧	١٥	٧٤	٦	٩

والخلاصة فيما رأيناه ، أن سكان تربة يجتازون مرحلة انتقالية فى تحديد متطلباتهم الصحية . فى الماضى كانوا يترددون فى التعامل مع الطبيب ويفضلون الرجوع إلى « البدوى » لعلاج مرضاهم ، واليوم نجد أن المركز الصحى يكون أحد متطلباتهم الرئيسية ، بيد أنهم لم يصلوا بعد إلى مرحلة تحديد حاجاتهم الفعلية مثل المياه النقية وبرامج التغذية ورعاية الأمومة والطفولة ومشاريع صحة البيئة .

الرعاية الصحية

السلوك الصحى لدى سكان تربة يشكله ويؤثر فيه إلى أبعد الحدود الايمان بالله جل وعلا والتسليم بقضائه وقدره ، وقد يصل الأمر إلى الحد الذى تترك الناقة فيه بدون أن تعقل .

فى صبيحة أحد الأيام جاءتنى الممرضة الباكستانية وجلة مضطربة .. فقد وضعت سيدة فى السوق طفلها ، إلا أن المشيمة احتجزت فى الرحم والسيدة فى كرب عظيم ، وطبيب المركز فى إجازة عارضة وحتى لو وجد فهو لا يجرؤ على التدخل فى مثل هذه الحالة ، إذ لو تدخل ولم ينجح أحاطته المشاكل من كل جانب ، وأقصى ما يستطيع أن يفعله هو الاشارة بنقلها إلى الطائف . والممرضة هى الأخرى لا تملك أن تتدخل فى مثل هذا الأمر ، إذ أن الأمر ليس من شأنها ــ حسب النظام ــ وسكان المنطقة ما تعودوا أن يتدخلوا فى مسألة الولادة وأقصى ما يفعله النسوة فى مثل هذه الحالة أن يحطن بالوالدة يشددن أزرها ولا يمددن يدا إلى مكان الولادة منها .

ما كان بيدى أنا الآخر أن أفعل شيئا .. فالحالة تحتاج إلى غرفة عمليات ، وإلى نقل دم ، والمريضة أقرب إلى الغيبوبة من فرط الاجهاد والنزيف ، حاولت أن أقنع أهل السيدة ليأخذوها إلى الطائف إلا أنهم أبوا : « ربنا يشفيها ، وإلا الموت أرحم » وظلوا ملتفين حولها فى ما يشبه الاستسلام ، وأخيرا وبعد لأى وافقوا على نقلها إلى المستشفى ، ووجدنا لها مكانا فى عربة كانت متجهة إلى الطائف وبعد سويعات جاء من يخبرنى بأن أهل المريضة صرفوا النظر عن سفرها إلى الطائف ولا زالوا ملتفين حولها ينتظرون الفرج ، وأسرعت ومعى الممرضة فأسعفنا السيدة بما لدينا من إمكانات محدودة ، وكانت عناية الاله ترعى المريضة .

وحكاية أخرى .. جاسر بدوى من العصلة عمره ٤٠ سنة ، مصاب بالدرن وفى حالة متأخرة منه ومعدية ، وهو يعيش بين ظهرانى أهله فى اطمئنان ودعة ، سبق أن أدخل

مستشفى الدرن للعلاج ثم أخرج منه بعد أن زود بقدر كاف من دواء الدرن وأوصى باستعماله بانتظام على مدى شهور طويلة . إلا أنه فى استسلامه لقدره أضاع ورقة العلاج ونسى التوصيات واكتفى بأن يأخذ من الحبوب التى لديه حبة كلما أحس بوجع فى رأسه أو إذا ما « ركبته الحمى » ! وللأسف الشديد نتيجة لانعدام الثقافة الصحية والمتابعة الجادة يعيش جاسر نهبا للجرثوم يرعى فى رئته ويعدى الآخرين .

الرعاية الصحية المتوفرة لسكان تربة ذات شقين :

أولا ــ المركز الصحى فى السوق .
ثانيا ــ الطب الشعبى .

أولا ــ المركز الصحى :

المركز الصحى هو أحد القطاعات الأربعة (الصحية والاجتماعية والتعليمية والزراعية) فى مركز التنمية الاجتماعية بالسوق ، يعمل فيه طبيب ومساعد صيدلى ومراقب صحى وممرض وممرضة . الخدمات التى يقدمها المركز خدمات علاجية ، فالطبيب يفحص ويعالج فى اليوم الواحد ما بين ٩٠ إلى ١١٠ مرضى أغلبهم من السوق أو العلاوة ، والذين يسكنون فى مناطق بعيدة عن السوق لا تصلهم خدمات المركز بسهولة لبعد المسافة وعدم توفر المواصلات ، وبين حين وآخر يأتى أحدهم من أطراف تربة إلى السوق يستبضع فيزور المركز الصحى يطلب لنفسه ولابنه المريض فى البادية دواء .

والطبيب الباكستانى لا يستطيع دائما أن يرفض طلبات الأهالى وإلا أثار على نفسه زوبعة من عدم الرضى .. قد تنتهى إلى الشكوى منه لدى المسئولين ، وهو حريص على أن يعيش فى سلام .

معدل صرف الابر فى المركز يتجاوز ٧٠ ٪ من مجموع الأدوية ، وليس هناك مبرر علمى للابر بل قد يكون فيها الضرر ، ووقت الممرض والممرضة يمضى أكثره فى إعطاء الابر ، الأهالى يلحون فى طلبها والطبيب ومساعدوه كما قلت يريدون أن يعيشوا فى سلام .

من الواضح أن بُعد مكان الاقامة عن المركز الصحى يحد من الاستفادة من خدماته ، ومن إحصائيات المركز نجد أنه من بين ٦٠٢ مريضا زاروا المركز الصحى فى خلال اسبوع جاء منهم (٨٤ ٪) من منطقة حول المركز الصحى لا يزيد قطرها عن خمس كيلومترات . وهناك دراسات أجريت فى مجتمعات أخرى تؤكد تأثير المسافة على الاستفادة من الخدمات الصحية (٤٤ ، ٥١) .

فى خلال الأربعة شهور الأخيرة ، قامت الممرضة بالاشراف على ٧ حالات ولادة فقط ، ولم يقم المركز بمشاريع صحية مثل رعاية الأمومة والطفولة والتثقيف الصحى والتطعيم ضد الأمراض والتغذية وصحة البيئة والاكتشاف المبكر للأمراض ومكافحة الأمراض المتنقلة .

وباختصار .. فان خدمات المركز الصحى قاصرة على علاج المترددين عليه وهو لا يقدم برامج وقائية أو تطويرية للمجتمع ، والطبيب ومساعدوه لا يزيد دورهم عن التشخيص ووصف العلاج وصرف الدواء ، وبالتالى الاستجابة لطلبات الأهالى دون مقابلة احتياجاتهم الفعلية . ولا شك أن من العوامل الأساسية التى تحدد طبيعة الخدمات الصحية التى يقدمها المركز الصحى هو نوعية التعليم والتدريب الذى ناالهما الطبيب ومساعدوه أثناء دراستهم الطبية .

ثانيا ــ الطب الشعبى :

يقول إلكينز « ممارس الطب الشعبى أبعد مايكون عن الشعوذة ، كما أنه على درجة عالية من الادراك ، مر بتجارب فى الحياة وعرف بعضا من أسرارها أكثر مما يعرف الرجل العادي » . قد نتفق مع إلكينز أو نختلف .. ولكن الذى لا مراء فيه أن الطبيب الشعبى ولنسمه « البدوى » كما يسمونه فى تربة له دور فى الرعاية الصحية لسكانها .

هناك ثلاث فئات من ممارسى الطب الشعبى :

١ ــ فئة المتخصصين : وعددهم فى تربة لا يزيد عن ستة أشخاص ، إثنان منهم تخصصا فى تجبير العظام وثلاثة اشتهروا بالمداواة بالأعشاب الطبية والكى ، أما الأخير فقد

تخصص فى علاج الأمراض النفسية والعقلية . وشهرة هؤلاء النفر تعدت تربة وتجاوزتها إلى ما يحيط بها من قرى وبادية .

٢ ــ الفئة الثانية : هم ما يمكن أن ندعوهم بالممارسين العامين ، عددهم يصل إلى العشرين أو يزيد ، عرف عنهم ثاقب الرأى والخبرة فى تشخيص وعلاج الأمراض الشائعة ، وهم يقدمون خدماتهم بدون أجر وعند الضرورة يحيلون المريض إلى الفئة المتخصصة .

٣ ــ أما الفئة الثالثة فلا حصر لعدد أفرادها ، وهم عادة من كبار السن تجدهم فى كل مضرب خيام وهجرة ، هم موضع الاستشارة والنصح من قبل ذويهم وجيرانهم يستخدمون الأعشاب ويجرون شيئا من الكى ولا يتعرضون للخطير من الأمراض .

والأم فى تربة ، إذا ما ألم بطفلها عارض من مرض ذهبت تستشير واحدة من صويحباتها أو جاراتها ممن عرف عنهن سداد الرأى والمشورة ، خاصة من العجائز . وهذه تصف للطفل شيئا من الحوار (الفلفل الأسود) إذا كان يشكو من الكحة ، أو تعطيه الحوائج (خليط من سبعة أعشاب تشرى من العطار وتحفظ لوقت الحاجة) إذا ما كان يعانى من الحمى . فاذا ما اشتدت وطأة الحمى أو الكحة رجعت الأم إلى من هو أعلى درجة فى الخبرة من جارتها العجوز ، وكلما اشتد المرض تصاعدت درجة الاستشارة حتى تصل فى النهاية إلى النفر من المتخصصين .

ويأتى المركز الصحى فى الصورة فى أية مرحلة من مراحل التشخيص والعلاج تبعا لنوع المرض وعمر المريض وجنسه ــ ذكر أو أنثى ــ وبُعد إقامته من المركز ونوع التجربة التى سبق وأن خاضها المريض أو ذووه مع المستوصف ومدى ما تكللت به التجربة من نجاح أو فشل .

سألنا الأهالى عن بضعة أمراض أيهما أجدى فى علاجها الطبيب أم الممارس الشعبى « البدوى » ، وقد أدهشنا أن نجد أن الفروق ضئيلة بين المجتمعات الثلاثة .. فقد أجمع أكثر من ٩٠ ٪ فى المجتمعات الثلاثة على أن الطبيب أقدر على علاج الكحة والاسهال والحمى ، كذلك الأمر بالنسبة لمرضى السل فقد ذكر ٩٠ ٪ ممن سألناهم فى المجتمعات الثلاثة أن الطبيب أقدر على علاجه من « البدوى » .

أما تضخم الكبد والطحال ، فقد أجاب حوالى ٥٠ ٪ بأن الطبيب أقدر على علاجهما ، حتى إذا ما انتهى الأمر إلى الجَنْبَة (آلام حادة فى جانب الصدر تنتج عن التهاب الغشاء البلورى الميحط بالرئة) ففى رأى أكثرهم أن « البدوى » أقدر على علاجها .

أما « الشجار » فقد كان إلى سنوات مضت يعالج بلحم الذئب يُطهى ويشرب المريض مرقه بعد أن يضاف إليه كمية وافرة من الفلفل الأسود والسمن ثم يُغطَّى المريض من رأسه إلى أخمص قدميه حتى يتصبب جسمه عرقا . هذه الطريقة فى العلاج لا تختلف كثيرا عما كان يمارس فى أوربا مع بداية هذا القرن فى علاج أمراض الزهرى وذلك برفع درجة حرارة المريض بشتى الوسائل . أما الآن فيعتقد أهل تربة أن علاج الشجار عند الطبيب ، حتى سكان البادية أجاب ٧٠ ٪ ممن سألناهم بأن الطبيب أفضل فى علاج المرض .

تجبير العظام هو التخصص الذى اشتهر به « البدوى » ، ويكفى أن نعرف أن ١٥٢ من مجموع ١٥٤ شخصا قالوا بأنه أقدر على علاج الكسور وتجبيرها ، وحتى اليوم أو قل إلى عهد قريب كان إذا أصيب أحد من سكان المدينة بكسر هرع إلى « البدوى » لتجبيره ، وقد كتب ديكسون فى عام ١٣٤٩ هـ يصف معالجة البدوى للكسور البسيطة بالبراعة (١٧) . ومن المعتقدات الشائعة بين الناس أن جبائر الجبس تؤدى إلى تعفن الجروح . ولسنا فى صدد الدفاع عن الطب الحديث .. لكن الذى لا نشك فيه هو أن « البدوى » اكتسب خبرته عبر أجيال فى تجبير الكسور البسيطة التى تحدث نتيجة للوقوع من على دابة أو مرتفع من الأرض . أما الكسور المعقدة والمركبة التى أصبحت تصيب إنسان اليوم كالوباء فما عادت تفيد فيها إلا الجراحة .

ويستعمل « البدوى » الكى فى علاج كثير من الأمراض ، وقد لفت نظرنا مبلغ انتشار آثار الكى على أجسام الأطفال حتى أن أكثر من نصف الأطفال وبعضهم فى ربيعه الأول يحملون على أجسامهم آثار الكى ، وأكثر ما يكون الكى بين أطفال الزنوج ممن يقطنون السوق إذ لا يكاد يخلو أحدهم منه ، يأتى بعدهم أطفال البدو ، وقد وجدنا أن متوسط عدد الكيات فى الطفل الواحد هو ١٢ كية ، وفى أحد الأطفال الصغار بلغ عدد الكيات ٣٢ كية !

وأكثر المواضع التى يكوى فيها الطفل هى الظهر والبطن والرأس والرقبة وظاهر الساعدين ، ويستعمل للكى رأس مسمار يُحمى فى النار أو عود يُشعل طرفه . ويكوى فى موضع الألم وأحيانا فى أماكن أخرى من الجسم ليس لها صلة بموضع الشكوى ولكنها من تجربتهم تتصل به بسبب .

ولا يشك أحد فى أن هناك مآس قد تحدث نتيجة للكى ، خاصة ما يمارس منه على يد مدعى المعرفة ، ويكفى دليلا على ذلك ما شاهدناه من تشوهات والتصاقات فى مناطق حساسة من أجسام الأطفال نتيجة الكى بالاضافة إلى أنه يؤدى إلى التأخير فى تشخيص المرض .

بيد أننا نتساءل : لماذا لا تكون للكى أيضا جوانب حسنة ؟ وهى مهما كانت قليلة ، إلا أنها جديرة بالبحث والتقييم .

نحن اليوم معشر الأطباء ننكر الكى لأننا لم ندرسه فى كتبنا ومراجعنا الطبية ، وقد آن لنا أن ندرك أن هناك أساليب للتطبيب ناجحة تمارس بين مختلف شعوب العالم بدون أن يأتى ذكرها فى كتب الطب الغربية .

وليس ببعيد عنا أمر العلاج والتخدير بالأبر الذهبية ، فقد ظلت المؤسسات العلمية فى الغرب تتجاهله بل قل تحاربه ردحا من الزمن ثم أضحى أخيرا علما معترفا به يدرس ويمارس فى غير قليل من الجامعات . موضوع الكى ، فيما أرى ، يستحق الدراسة والاستقصاء لمعرفة مدى انتشاره والعوامل الفسيولوجية والباثولوجية التى تصاحبه ، وحظه من النجاح والفشل ، ولعل أحد الباحثين يتصدى له بدراسة جادة .

الفصل الثالث

تربة في الحاضر ١٤٠١هـ

- تربة تتغير .
- المركز الصحي .

تربة تتغير

قمت بزيارة لتربة فى صيف عام ١٤٠١ هـ لأسجل التغيرات التى طرأت على الرعاية الصحية فيها ، فوجدت كثيرا من معالم الحياة فيها قد تغير منذ أن كنا فيها فى عام ١٣٨٧ هـ . قرية السوق لم يعد من السهولة بمكان التعرف عليها .. إذ تحولت إلى مدينة صغيرة ، بيوت الطين حل محلها مبان حديثة من الأسمنت المسلح وتضاعف عددها مرات عن ذى قبل، الأزقة الضيقة الترابية تحولت إلى شوارع معبدة والدكاكين العشر المتناثرة تطورت إلى سوق حديثة ، وانتشرت الكهرباء والتلفون والتلفزيون الملون فأصبحت أو تكاد من معالم كل بيت .

لمس التغير الهجر أيضا فيما لمس ، فزادت فى العدد واتسعت مساحاتها واتصلت ببعضها بعضا بطرق معبدة ، وتحولت أكثر بيوت الطين والعشاش إلى بيوت من الأسمنت المسلح .

أما التغير الذى يثير الدهشة حقا فهو ما طرأ على البادية ، فالأسرة البدوية بالرغم من أنها لازالت تسكن فى بيت الشعر إلا أن نصيبها من الغزو الحضارى لم يكن بالهين أو اليسير ، فسيدة البيت أصبحت تستعمل موقد البوتاغاز فى إعداد الطعام ، وأصبح بيت الشعر لا يخلو من سيارة « وانيت » تقف بجانبه وغالبا ما تسوقها سيدة البيت ، والبدوية ربما كانت المرأة الوحيدة التى تسوق السيارة فى بلادنا !

أصبح البدوى لا ينتقل إلى حيث الماء وإنما يحضره بسيارته إلى حيث يقيم ، كما أصبح يحمل أغنامه إلى السوق فى شاحنة « مرسيدس بنز » ، وهو فى كل هذا أضحى أقرب إلى الاستقرار منه إلى الارتحال ، وغدا يجمع بين الحسنيين : شاعرية البادية ، ورفاهية الحاضرة .

تضاعف دخل الأسرة فى تربة عدة مرات فى خلال السنوات العشر الأخيرة وأصبح للأسرة عدة مصادر للدخل من بينها الزراعة والتجارة والعمل الوظيفى والرعى بالاضافة إلى الضمان الاجتماعى ، وفى نفس الوقت أسهم بنك التنمية العقارية فى دفع عجلة النمو والتطور ، ففى خلال بضع سنوات شيد فى تربة أكثر من ٢٥٠٠ بيتا من الأسمنت المسلح ومن المتوقع أن يشاد مثلها فى خلال السنتين القادمتين .

عوامل أخرى أسهمت أيضا فى النمو الاقتصادى فى تربة .. منها تزفيت الطريق بين تربة والطائف ، ودخول الكهرباء والتليفون إلى السوق ، وهطول الأمطار فى السنتين الأخيرتين بعد جفاف امتد لسنوات طويلة .

ومع النمو الاقتصادى نما التعليم ، فبعد أن كان هناك أربع مدارس للأولاد ومدرسة واحدة للبنات فى عام ١٣٨٧ هـ أصبح يوجد الآن ١٧ مدرسة للأولاد وثلاث مدارس للبنات وأخرى غيرها تحت الانشاء ، كما أن تعليم الكبار أصبح يحظى بنصيب وافر من الاقبال .

والتغير الاجتماعى تبدو مظاهره واضحة فى هجرة العرقين وهى واحدة من عشرات الهجر التى تقوم على ضفاف الوادى ، تحولت بيوت الطين والعشاش فيها إلى بيوت من الاسمنت وزيد عليها ضعفها ، وقام سكان الهجر ببناء بيتين صغيرين خصصوا أحدهما للمدرسة وقد عمرت والثانى للمستوصف وهم فى انتظار مجىء الطبيب ، وأنشأوا فيما أنشأوا جمعية تعاونية قامت بفتح مخبز وبقالة صغيرة ومحطة متواضعة للبنزين ومولد كهربائى يزود نصف بيوت الهجرة بالكهرباء .

لمس التغير فيما لمس أسلوب المعيشة والغذاء ، فمع أن الرز والخبز مازالا هما الغذاء الأساسى إلا أن العائلة اليوم أصبحت قادرة على شراء اللحم أكثر من مرة فى الأسبوع بعد أن كانت تشتريه مرة أو مرتين فى الشهر قبل عشر سنوات .. وما أدراك ما اللحم .. إنه إكسير الحياة .. يعطى القوة والحيوية الدافقة !! « لولا اللحم كان العرب كل ابوهم مرضانين » ، وقد أصبح فى إمكانهم الآن شراء السمن وأنواع التمور . أما البيض والدواجن والخضروات ، فبالرغم من وجودها بوفرة فى الأسواق إلا أنها غير مألوفة بعد ولا زالت قيمتها الغذائية مجهولة !

وفى البقالة الوحيدة فى العرقين أصبحت تجد عدة أصناف من حليب الأطفال المعلب ، وأصبحت الأم تتباهى بإرضاع طفلها منه غير مدركة لما قد يكون فيه من خطورة ، ولكنه الغزو الحضارى بما فيه من ايجابيات وسلبيات تجده فى تربة كما تجده فى كثير من المجتمعات النامية التى بدأت تأخذ بأسباب المدنية الحديثة .

أصبح الناس اليوم أكثر اقبالا على المركز الصحى عنهم بالأمس ولكن الوصول إليه ليس سهلا فلا زالت الأرقام فى المركز الصحى بتربة تنبئنا بأن أكثر من ٨٠ ٪ من المراجعين يقدمون من السوق والمنطقة المحيطة به ، ولا يزال أهل العرقين وما حولها من هجر وبادية يستخدمون الطب الشعبى يلجؤون إلى ممارسيه إذا ما ألم بهم عارض من مرض .

قبل خمسة عشر عاما كانت متطلبات سكان الهجرة بسيطة لا تزيد عن مستوصف ومدرسة للأطفال ومسجد .. أما الآن فتعددت وتشعبت بعد أن اتصلوا بالمدينة وأغراهم ما فيها .. فهم يطلبون طريقا مزفتا يصلهم بالسوق وجسرا يعبرون به الوادى ، ولم يعودوا يكتفون بالممرض وإنما يطلبون الطبيب ، وهم يلحون فى فتح مدرسة للبنات وقد كانوا يرفضون الحديث عنها .. !

هذه التغيرات الاجتماعية والاقتصادية فى تربة .. حاضرتها وباديتها ، لا شك أنها أدت إلى تطور فى صحة المجتمع نتيجة للتحسن فى الدخل والسكن والغذاء وأسلوب الحياة ، إلا أن السؤال الأساسى يظل قائما .. بم أسهم المركز الصحى فى تطوير الوضع الصحى لسكان تربة على مدى الخمس عشرة سنة الأخيرة ؟

المركز الصحي .

المركز الصحى (ويدعى بالمستوصف) هو أحد القطاعات الأربعة فى مركز التنمية الاجتماعية بتربة (الصحى والاجتماعى والتعليمى والزراعى) ، وكل من هذه القطاعات يتبع فنيا وزارته المعنية ويشرف على القطاعات الأربعة مدير مركز التنمية الذى يتبع وزارة العمل والشئون الاجتماعية .

فى عام ١٣٨٧ هـ كان يعمل فى المركز طبيب باكستانى واحد وأربعة مساعدين صحيين . وكان المركز الصحى هو المصدر الوحيد للرعاية الصحية لسكان تربة وعددهم حوالى ٣٠,٠٠٠ نسمة ويرتاده حوالى ٩٥ مريضا فى اليوم يأتى أكثرهم من منطقة لا يزيد نصف قطرها عن خمس كيلومترات وكانت الخدمات الصحية التى يقدمها علاجية .

ومع عام ١٤٠٠ هـ اتسع حجم المركز الصحى وأصبح يعمل فيه ثلاثة أطباء وطبيب أسنان وتسعة مساعدين صحيين (ثلاث ممرضات وممرض ومساعد معمل ومساعد أشعة ومساعد صيدلية ومراقب صحى ومضمد) وغدا عدد سكان تربة ٤٥,٠٠٠ نسمة يراجع المركز منهم يوميا ٣٢٥ مريضا .

لم يعد المركز الصحى بالسوق هو الوحيد فى تربة .. فقد أنشىء بالاضافة إليه مركزان فرعيان ، أحدهما فى كرا على بعد ٦ كم من السوق والثانى فى شعر على بعد ٢٥ كم من السوق ، ويعمل فى كل من المركزين الفرعيين طبيب يساعده ثلاثة مساعدين صحيين ويزور كلا منهما نحو ٢٥ مريضا يوميا . وفى نفس الوقت يجرى إنشاء مركزين صحيين آخرين فى السوق أحدهما تابع لوزارة الصحة والآخر للقطاع الخاص . لا يزال أقرب مستشفى هو المستشفى العام فى الطائف إلا أن الطريق إليه تم تزفيته وأصبح الوصول إليه أسهل .

باختصار .. نجد أن ٤٥,٠٠٠ نسمة هم سكان تربة حاليا ، تتوفر لهم الرعاية الصحية الأولية من خلال ثلاثة مراكز صحية يعمل فيها مجتمعة خمسة أطباء عامين وطبيب أسنان و ١٦ مساعدا صحيا ، أى بمعدل طبيب واحد لكل ٩٠٠٠ نسمة مقارنة بالمعدل فى المملكة (وهو طبيب لكل ١٤٥٠ نسمة) ، وطبيب أسنان لكل ٤٥,٠٠٠ نسمة مقارنة بالمعدل فى المملكة (وهو طبيب أسنان لكل ٢٦,٠٠٠ نسمة) ، ومن بين ٢٢ شخصا يعملون فى المراكز الصحية الثلاثة يوجد ٤ سعوديين فقط .

فيما يلى سوف نستعرض خدمات المركز الصحى بالسوق بشقيها العلاجى والوقائى . وأنا هنا حريص على أن أناقش الأمر بوضوح .. وإلا فلن يكون لدينا فرصة للاصلاح . وقد أصيب وقد أخطىء فى نقاشى .. ولكنى على كل الأحوال هادف للخير فيما أفعل إن شاء الله .

(أ) الخدمات العلاجية :

زار المركز الصحى فى خلال أسبوع ١٧٨٧ مريضا أى بمعدل ٣٢٥ مريضا فى اليوم (١٠٨ مريض للطبيب الواحد) . جدول (٢٢) يبين لنا توزيع المرضى حسب العمر والجنس ، ومن الأرقام نجد أن نسبة مرتادى المركز من الرجال تقارب نسبة مرتاديه من النساء ، وتبلغ نسبة مرتاديه من الأطفال دون الخامسة ١٧ ٪ من المجموع وهى نسبة متدنية إذا عرفنا أن الأطفال فى تربة يكونون حوالى ٢٠ ٪ كما أنهم أكثر من غيرهم عرضة للمرض .

جدول (٢٢)

١٧٨٧ مريضا زاروا المركز الصحى خلال أسبوع موزعون تبعا للعمر والجنس

المجموع	أكثر من ١٥ سنة	٥ـ١٥ سنة	أقل من ٥ سنوات	
٩٢٢	٦٧٧	٩٧	١٤٨	ذكر
٨٦٥	٦١٧	٩٦	١٥٢	أنثى
١٧٨٧	١٢٩٤	١٩٣	٣٠٠	المجموع

حسبنا الوقت الذى يمضيه الطبيب فى فحص وعلاج المريض الواحد ، فوجدناه دقيقة وثانية فى المتوسط ، فى هذ الفترة القصيرة يسمع الطبيب شكوى المريض ويضع يده على رسغه ، وقد يضع السماعة على صدره ، ويسجل فى دفتر أمامه اسم المريض وسنه وتشخيص المرض ، ثم يسطر على ورقة أمامه العلاج ويعطى الوصفة للمريض . ولم نر مريضا يفحص فحصا كافيا ، إذ لا يوجد فى غرفة الطبيب سرير للكشف ، أو جهاز لقياس الضغط أو ترمومتر لقياس الحرارة !

يستعين الطبيب فى عمله الاكلينيكى ببعض الفحوصات المعملية والاشعاعية إلا أن الامكانات الموجودة لا تستغل بقدر كاف ، فمن بين ٣٢٥ مريضا يرتادون المركز الصحى فى اليوم الواحد ، يفحص منهم معمليا ٨ مرضى وإشعاعيا ١٢ مريضا فقط .

يعتمد الطبيب فى تشخيصه للمريض على انطباعاته ، فهو كما رأينا لا يملك من الوقت ولا من الفحوصات الطبية والمعملية ما يمكنه من الوصول إلى تشخيص مبنى على أسس علمية ، والطبيب يسجل التشخيص الذى وصل إليه تبعا للعضو المصاب فى الجسم (جدول ٢٣) هذا التسجيل غير علمى ولا يساعد على التعرف على طبيعة الأمراض فى المنطقة .

تشكل الفيتامينات والمسكنات وأدوية المضادات الحيوية معا حوالى ٧٤ ٪ من مجموع الدواء الذى يصرف ، وهو أمر ليس له مبرر علمى .. كما نجد أن الأدوية ذات التأثير العام مثل مستخلصات الكورتيزون والهرمونات (وأغلبها هرمون التستسترون يصرف للرجال المسنين لاعطائهم — خطأ — مزيدا من الحيوية) تصرف أكثر مما تصرف الأدوية المتخصصة مثل الأدوية المضادة للبول السكرى وارتفاع الضغط ، أما المضادات الحيوية مثل البنسلين وأبناء عمومته فتعطى للمرضى فى كثير من الأحيان دون مبرر وفى جرعات صغيرة لا تكفى لعلاج المريض .. بل قد تؤدى إلى إكساب الجراثيم نوعا من المقاومة .

أكثر المرضى يفضلون الابر على غيرها من أصناف الدواء .. فهى فى تقديرهم « تذهب مباشرة إلى الدم » ويأتى فى المرتبة الأولى الابر الملونة وإبر الكالسيوم التى تعطى إحساساً بالدفء ، والطبيب — كما سبق أن أشرنا — لا يستطيع أن يرفض دائماً طلب المريض وإلا تعرض لعدم رضاء الجمهور .

جدول (٢٣)

١٧٨٧ حالة سجلت من قبل الأطباء الثلاثة على مدى أسبوع

موزعة حسب التشخيص والعمر والجنس

	أطفال أقل من ٥ سنوات	كبار		المجموع	النسبة المئوية
		ذكور	إناث		
أمراض الجهاز الهضمى	٥٥	٦٥	١٢٢	٢٤٢	١٣,٥
أمراض صدرية	٧٨	١١٠	٨٣	٢٧١	١٥,٢
أمراض الجهاز الدورى والقلب	—	٥	٢٣	٢٨	١,٦
أمراض الجهاز العصبى	—	١٤	٣١	٤٥	٢,٥
أمراض العيون	٢١	٦٥	٢٥	١١١	٦,٢
أمراض الأنف والأذن والحنجرة	٥٠	٥٠	٦٠	١٦٠	٩,٠
أمراض العظام والعضلات	٢	١٥٨	١٩٦	٣٥٦	١٩,٩
أمراض الجلد	٣٨	٨٥	٢٨	١٥١	٨,٤
أمراض الجهاز البولى والتناسلى	—	٣٩	٤٨	٨٧	٤,٩
أمراض معدية	١٠	٦	٦	٢٢	١,٢
نزلات شعبية	١٥	٩٨	٤١	١٥٤	٨,٦
غيره	٣١	٧٩	٥٠	١٦٠	٩,٠
المجموع	٣٠٠	٧٧٤	٧١٣	١٧٨٧	١٠٠

يعالج طبيب الأسنان فى المتوسط ١٧ مريضا فى اليوم ، وعلى مدى أسبوع تردد على المركز الصحى ٩٤ مريضا يشكون من أسنانهم ، وانتهى الأمر بـ ٦٢ منهم (٦٦ ٪) إلى خلع أسنانهم !!

(ب) الخدمات الوقائية :

النشاطات الوقائية (مثل رعاية الأمومة والطفولة والاكتشاف المبكر للأمراض والتثقيف الصحى وإصحاح البيئة وبرامج التغذية ومكافحة الأمراض المتنقلة) تؤدّى من خلال المركز الصحى على شكل خدمات متفرقة وليست على هيئة برامج متكاملة .

فاذا ما أخذنا موضوع تطعيم الأطفال ، على سبيل المثال ، نجد أن معدل الولادة فى مجتمع نام ــ كتربة ــ يقدر بـ ٤٥ حالة ولادة فى السنة لكل ١٠٠٠ نسمة أى ٢٠٢٥ ولادة تقريبا فى السنة . ولما كان المركز الصحى هو الجهة الأساسية ، إن لم تكن الوحيدة التى تصدر شهادات الميلاد لأطفال تربة ، فان سجلاته تضع أيدينا على المشكلة ، فمن بين ٢٠٢٥ طفلا ولدوا ــ تقديرا ــ فى تربة فى عام ١٤٠٠ هـ ، صدرت فقط ٦٤٠ شهادة ميلاد ، وحصل ٢٥٨ طفلا فقط على الجرعات الوقائية لطُعمى الشلل والثلاثى كاملة أى ١٢,٧ ٪ فقط من مجموع من ولدوا فى تربة خلال العام . وفى تقدير منظمة الصحة العالمية أن ٨٠٪ على الأقل من الأطفال الرضع فى أى مجتمع يجب أن يكونوا مطعمين ضد الأمراض .

وإذا ما استعرضنا الرعاية الطبية للأمهات الحوامل ، نجد أنه من بين ٢٠٢٥ سيدة حملت فى تربة خلال العام ــ تقديرا ــ زارت المركز الصحى منهن ٢٠٨ سيدات فقط (١٠ ٪) فحصتهن الطبيبة ووصفت لهن علاجا ولكنهن لم يُعطيْن رعاية متكاملة (علاجية ووقائية) ، وقامت الممرضة بالاشراف على ٢٧٩ حالة وضع فى المنازل ، أى ١٤ ٪ فقط من مجموع الولادات .

ونظام المركز لا يسمح للطبيب بزيارة المنازل ، خشية الاستغلال المادى ؛ هذا النظام مع مافيه من رغبة صادقة فى الاصلاح ، إلا أنه يحرم الطبيب ومساعديه من الاتصال بالأسرة ، ويحول بين المركز وبين أن يخرج بخدماته إلى المجتمع والبيئة .

والرعاية الصحية لأطفال المدارس هى مسئولية الصحة المدرسية والتى تتبع وزارة المعارف . وفى تربة كلها طبيب واحد مسئول عن الرعاية الصحية لنحو ٢٠٠٠ تلميذ فى ١٧ مدرسة ، ويقوم الطبيب فى كل عام بزيارة واحدة أو اثنتين فقط لكل مدرسة ! ومشاريع صحة البيئة تتبع الشئون البلدية . وغنى عن الذكر أن التنسيق بين المركز الصحى والصحة المدرسية والشئون البلدية فى حاجة إلى مزيد .

من الواضح أن النشاطات التى يقوم بها المركز الصحى قاصرة على الخدمات العلاجية دون الوقائية . وحتى بالنسبة للخدمات العلاجية فهى لا تعدو الفحص العاجل للمريض وصرف الدواء له فالطبيب يبذل من وقته حوالى دقيقة وثانية لكل مريض . ومن

البديهى أن هذه الفترة لا تكفى للوصول الى التشخيص السليم ، أو إعطاء العلاج المناسب ، وبالرغم من الامكانات المتاحة فان وسائل التشخيص الموجودة كالمختبر أو الأشعة لا تستغل بقدر كاف — كما أن ٦٦ ٪ من مرضى الأسنان تخلع أسنانهم المصابة ولا وقت للعلاج أو الوقاية .

وبعملية حسابية بسيطة ، نجد أن من بين ٩ ساعات عمل يوميا يقضى الأطباء الأربعة ومعاونوهم سويعات محدودة فى العمل الاكلينيكى ، ويبقى لديهم بعد ذلك وقت كاف كان بالامكان الاستفادة منه فى القيام بنشاطات صحية متعددة ، تهدف إلى رفع المستوى الصحى فى المجتمع ، بما فى ذلك نشر الوعى الصحى ورعاية الأمومة ومكافحة الأمراض المتنقلة ، هذا بالاضافة إلى بعث روح المشاركة فى المشاريع الصحية بين الأهالى .

ويبقى بعد كل هذا السؤال الرئيسى قائما : لماذا لا تستغل إمكانيات المركز الصحى — البشرية والمادية — فى إعطاء الرعاية الصحية الشاملة بشقيها (العلاجى والوقائى) بدلا من الاكتفاء بصرف الدواء للمرضى ؟ .. لعل هناك أكثر من إجابة على السؤال :

أولا : الرعاية الصحية .. ورغبات المرضى :

يوجد دائما فرق بين ما يطلبه الناس من أجهزة الرعاية الصحية وما يحتاجونه فعلا ، هذا الفرق يتضاءل ويصغر عادة فى المجتمعات المتقدمة اقتصاديا والتى يتمتع أفرادها بثقافة عالية ، ويكبر ويتسع فى المجتمعات النامية (شكل ٧) . فى مجتمع نام مثل مجتمع تربة نجد أن متطلبات السكان من الخدمات الصحية بسيطة لا تعدو توفر الطبيب والأدوية وقد يطلب البعض منهم مستشفى أو جهازا للأشعة ، فى حين ان حاجتهم الحقيقية — إلى جانب الطبيب والأدوية والمستشفى — تشمل توفر مصادر نقية للمياه وبرامج رعاية الأمومة والطفولة والثقافة الصحية وإصحاح البيئة وتطعيم الأطفال .. إلخ . وكلما تقدم المجتمع ثقافة ووعيا ، كما هو الحال فى أوروبا وأمريكا الشمالية ، كلما ضاقت الفجوة بين ما يطلبه الناس وما يحتاجون إليه فعلا ، بمعنى أن الناس يصبحون أكثر وعيا بحاجاتهم الصحية .

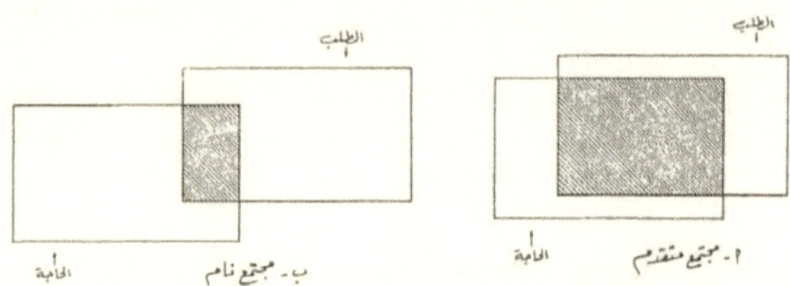

الطلب
أ - مجتمع متقدم
الطلب
ب - مجتمع نام

شكل (٧)

فى المجتمع النامى لا يتوقع الأهالى عادة من الطبيب أن يقضى وقتا طويلا فى الفحص الاكلينيكى وما يصاحبه من فحوصات معملية ، وربما فضلوا فى الطبيب السرعة وعدُّوها من فضائله ودلائل براعته .

حدثنى من أثق فيه فقال — وفى نبرة صوته إعجاب — فى الهند أطباء يستطيعون أن يشخصوا علة المريض بمجرد أن يلمسوا يده أو يلاحظوا مشيته ، ومن بين من عرفت من الأطباء ، طبيب يرى في عيادته الخاصة نحوا من ٣٠٠ مريض فى اليوم الواحد وهو لا يزيد فيما يفعل على أن يفحص مريضه فى عجالة وينتقل من مريض إلى مريض فى دقائق ، ومع هذا فقد طبقت شهرته آفاق المدينة وتعدتها .

المرضى فى تربة — كما أسلفت — يتوقعون من الطبيب أن يعطيهم إبرا حتى تذهب بالدواء مباشرة إلى الدم . وقبل أعوام والطبيب حديث عهد بالمركز ، كان يقاوم إعطاء الابر إلا للضرورة ، ولكنه ما لبث أن رضخ للأمر الواقع وأصبح يصرف الابر حسب الطلب ، بعد أن لاحظ أن المرضى تحولوا عنه إلى ممرض كان يحتفظ فى بيته بمجموعة من الابر يصرفها لمن يطلبها بمقابل !!

الناس يتوقعون أن يراهم ويفحصهم الطبيب ، ولا أحد غير الطبيب ، ولو نظرنا للأمر بروية ، لوجدنا أن هذا الأسلوب ليس هو الأمثل . إذ لو أردنا لوقت الطبيب أن يُستغل أفضل استغلال لكان من الأولى تقسيمه بين علاج المرضى وتطوير الصحة فى المجتمع ، وذلك بأن يساعد الطبيب ويعمل تحت إشرافه مساعد صحى مدرب تدريبا جيدا يقوم بالتشخيص الأولى للمرضى وعلاج الحالات البسيطة ، وبهذا يتفرغ الطبيب لعلاج المرضى الذين يحتاجون فعلا إلى رعاية ، ومن ثم يعطيهم من وقته وجهده وعمله أكثر مما يعطى لمائة مريض فى اليوم .. وبعد ذلك يبقى لديه من الوقت والجهد ما يبذله فى تطوير الرعاية الصحية الوقائية بأوجهها المختلفة . هذا النظام طبق فى كثير من بلدان العالم النامى والمتقدم على السواء ، كما طبق فى الرعاية الصحية الأولية فى شركة أرامكو فى بلادنا .

بيد أن الطبيب نفسه لا يرى هذا الرأى وهو يتساءل كما يتساءل غيره من الأطباء .. وماذا لو أخطأ المساعد الصحى فى التشخيص والعلاج ؟ ونقول له نحن : وماذا لو أخطأ الطبيب فى التشخيص والعلاج ؟ والاحتمال هنا وارد .. طالما كان الطبيب يفحص ويعالج فى أقل من دقيقتين وليس لديه من الوسائل المساعدة فى التشخيص ما يعينه على أداء مهمته خير أداء .

الناس فى المناطق الريفية — ما عدا القلة الواعية — لا يتوقعون من الطبيب أن يقوم بأية برامج وقائية ، وأذكر طبيبا فى قرية من قرى عسير ، عاش يعمل فى المركز الصحى عشر سنوات ، لم يقم خلالها باعطاء لقاحات للأطفال — دعك من بقية البرامج الصحية الوقائية — وعندما أرادت مديرية الشئون الصحية أن تنقله إلى العمل فى إحدى المدن ، كان أهالى القرية أول من عارض فى نقله .. فقد عاش بينهم يستجيب لطلباتهم فيرضيهم وإن لم يتصدَّ لاحتياجاتهم !

ثانيا : الأطباء .. وصلتهم بالمرضى :

يتوقع المسئولون من الطبيب أن تكون علاقاته حسنة مع الناس ، فالمملكة — والحمد لله — بلد تتصل الرعية فيه بالحاكم وولى الأمر مباشرة ، ودون ما حجاب ، وإذا ما شعر إنسان بأن طلباته لم تستجب فما أسهل أن يرفع أمره عبر الصحف .. فتتحقق

مطالبه . ومن هنا كان إرضاء الناس واجتناب الشكوى أحد المحاور الأساسية فى الادارة الصحية ، ليس فى بلادنا فحسب وإنما فى كثير من الأمم .

والادارة الصحية لا تتوقع من الطبيب أن يقوم بزيارة المنازل ، بل هى لا تريده أن يفعل خشية أن يستغل هذه الزيارات فى الحصول على مقابل لعمله ، والادارة لها عذرها من جهة ولكن هذا المنع من جهة أخرى حجب عن الطبيب ومساعديه فرصة الاتصال الحقيقى بالمجتمع والبيئة . وكثيرا ما تسأل الطبيب عن غذاء الأسرة فى مجتمعه أو عن مرض من الأمراض له علاقة بالعادات والتقاليد فتجده لا يعرف ، وبالتالى كانت ممارسته للوقاية محدودة .

ثالثا : الأطباء .. وتطوير الصحة العامة :

توقعات الطبيب من المجتمع والناس ومن العاملين معه بل وقل من نفسه ، تشكل عاملا أساسيا فى تحديد مهمته وطبيعة عمله . الطبيب فى العادة يرى فى نفسه « دكتورا » مهمته أن يشخّص المرض ويكتب العلاج لمن أتاه يسعى من المرضى . وهو اتجاه هيأته له دراسته الطبية .. فقد عاش يتعلم ويتدرب فى فصول الكلية وداخل جدران المستشفى ، ولم تتح له فرصة كافية ليتفاعل مع الحياة ويتعرف على أسباب المرض الحقيقية التى تكمن جذورها فى البيئة والمجتمع .

نظرة الطبيب إلى دوره لا تعدو التشخيص والعلاج ، ودراساته الطبية ــ كما هو الحال فى أغلب مدارس الطب التقليدية ــ أمدّته ولاشك ببعض المعلومات عن الوقاية والتطوير الصحى ، ولكنها لم تورثه معرفة كافية بعوامل المرض الكامنة فى البيئة والمجتمع ، ولم تعطه الدراية الكافية للتصدى لهذه العوامل فى مظانها واستئصالها من جذورها ، بأن يتناولها بالوقاية قبل العلاج وباكتشاف بوادر المرض قبل أن يصل إلى مضاعفاته وبالعلاج المبكر قبل العلاج المتأخر .

التعليم الطبى فى أغلب المدارس الطبية فى الأمم النامية استعيرت مناهجه من كليات الطب فى العالم الغربى دونما تفكير ، وكلما أنشئت كلية جديدة فى دولة نامية اختارت لنفسها منهاجا يماثل منهاج كلية ما فى انجلترا أو فى أمريكا وقد تربط عجلتها بعجلة هذه الكلية أو تلك .

فى السنوات الأخيرة ــ فقط ــ بدأت تبرز تساؤلات مؤداها « لماذا نتبع فى
مناهجنا مناهج الغرب ؟ .. هل مشاكلنا هى مشاكلهم ؟ .. هل مرضانا مثل
مرضاهم ؟ .. هل مصادرنا البشرية والمادية مثل مصادرهم ؟ .

لقد بدأت على أثر هذه التساؤلات بعض الكليات الطبية الحديثة ــ وعددها فى
ازدياد ــ تختط لنفسها مناهج فى التعليم تنبع من حاجة المجتمع ومشاكله .

وللصينيين طريقة ابتدعوها منذ قرون .. كان أحدهم يدفع للطبيب أجره مادام
صحيحاً معافى ، حتى إذا ما مرض التزم الطبيب بعلاجه مجانا إلى أن يشفى .. كانوا يرون
أن الدور الأساسى للطبيب هو المحافظة على الصحة وليس علاج المرضى .. ولعمرى كانوا
محقين !

بحثت ذات يوم ، مع زميل لى من الأطباء ، الجوانب المتعددة التى يمكن أن يقوم بها
المركز الصحى لتطوير الوضع الصحى فى منطقته التى يعمل بها ، فكان جوابه « حسنا
هذا يعطى للطبيب فكرة عن ما يدور فى المركز من نشاطات » .. عجبى !! إنه لا يرى
نفسه مسئولا عن الرعاية الصحية الشاملة .. فمهمته العلاج فقط ، أما الوقاية والتطوير
فهى مسئولية الآخرين .

ومع طبيب آخر أثرت موضوع التطعيم الواقى من أمراض الطفولة ، وكيف أنه
لا يقدم بشكل كاف فى المراكز الصحية . فكان جوابه « الطُّعم والتطعيم مسئولية المراقب
الصحى » !

مرة أخرى .. الطبيب عادة لا يرى نفسه مسئولا عن تطوير الصحة بقدر ما هو
مسئول عن علاج المرضى فقط ولا نعدو الحقيقة إذا قلنا إن بعض الأطباء المتعاقدين كثيرا
مايكون هدفهم الأساسى بناء أنفسهم ماديا .. وليس فى هذا ما يضير من حيث المبدأ ..
ولكن المشكلة تأتى إذا ما اعتبر ان اقامته فى البلد المضيف هى إقامة عابرة لا تدعوه إلى أن
ينصهر فى بوتقة المجتمع ومشاكله الصحية .

منظمات الصحة الدولية وعلى رأسها منظمتا « الصحة العالمية واليونسيف »
تؤكد ــ ونحن معها نؤكد ــ أن لا سبيل لتطوير الرعاية الصحية فى دول العالم الثالث
الا بتطور أهداف ووسائل التعليم الطبى وبقية العاملين فى الحقل الصحى .. بحيث

تتحول اهتمامات أعضاء الفريق الصحى واتجاهاتهم وخبراتهم من مجرد علاج المرضى الى الرعاية الصحية الشاملة التى تشمل الوقاية والعلاج وتهدف إلى تطوير الوضع الصحى .

وباختصار .. فان إسهام المركز فى تطوير الوضع الصحى فى تربة إسهام محدود ، ويبقى السؤال : ما الذى يمكن أن نفعله لكى يقدم المركز الصحى رعاية صحية أفضل لسكان تربة ؟ . هذا ما سنحاول أن نناقشه فى الفصل الرابع « تربة فى المستقبل (عام ١٤١٠ هـ) » .

الفصل الرابع

تربة في المستقبل ١٤١٠هـ

- تطوير الخدمات الصحية.
- متطلبات الخطة

تطوير الخدمات الصحية

البحوث فى المجالات الصحية ليست مطلوبة لذاتها ، وإنما لكونها وسائل للتغيير والتطوير . وإذا كان الفصلان السابقان « تربة فى الماضى » و « تربة فى الحاضر » قمينين بأن يثيرا بعض التساؤلات ، فهذا الفصل « تربة فى المستقبل » يحاول أن يرسم خطوطا عريضة لما يجب أن تكون عليه الخدمات الصحية فى مجتمع تربة فى عام ١٤١٠ هـ ، وذلك من خلال مركز صحى نموذجى يعطى الرعاية الصحية الشاملة (العلاجية والوقائية والتطويرية) .

هذه الخطوط العريضة يجب أن تؤخذ على أنها الخطوات الأولى لوضع خطة عمل تفصيلية يشارك فى وضعها وتنفيذها فريق من المخططين الصحيين والأطباء والفنيين وأفراد من المجتمع . والمركز الصحى الذى نهدف إليه نرجو أن يكون نموذجا يحتذى ويسهل تطبيق فكرته فى مجتمعات أخرى بالمملكة .

○ **الأهداف :**

تحويل المركز الصحى الحالى إلى مركز نموذجى مهمته توفير الرعاية الصحية الشاملة (العلاجية والوقائية والتطويرية) لسكان تربة البقوم ، وتدريب العاملين فى القطاع الصحى ، وإجراء البحوث التطبيقية .

نشاطات المركز :

(أ) **توفير الرعاية الصحية الشاملة :** على مستوى الفرد والعائلة والمجتمع ويشمل ذلك علاج الأمراض ، التثقيف الصحى ، إصحاح البيئة ، رعاية الأم والطفل ، التغذية ، التطعيم ضد الأمراض ، الصحة العقلية والنفسية ، مكافحة الأمراض المتنقلة .

(ب) **بعث روح المشاركة فى المجتمع** : للاسهام فى التخطيط ووضع البرامج والمتابعة والتقييم للخدمات الصحية . هذه المشاركة سوف تساعد على أن تصبح البرامج الصحية منبثقة من الحاجة الحقيقية لها ، ومرتكزة على المقومات الدينية والاجتماعية والاقتصادية للمجتمع ، كما أنها سوف تؤدى إلى تقدير الأهالى لنشاطات المركز وإحساسهم بالمسئولية حياله ، وبالتالى دعمه ماديا وأدبيا .

(جـ) **توفير فرص التدريب** : لطلبة الطب والدراسات العليا والأطباء والفنيين والاداريين وبقية أعضاء الفريق الصحى .

(د) **إجراء الدراسات الميدانية والبحوث التطبيقية** : مما يؤدى إلى مزيد من الادراك للمشاكل الصحية والعوامل البيئية والاجتماعية التى تؤثر فيها وطرق حلها ومعالجتها .

○ **معلومات أساسية** :

ـــ التعداد التقديرى لسكان تربة هو ٤٥٠٠٠ نسمة من بينهم ٢٠ ٪ بدو رحل . وتقدر نسبة الأطفال ممن هم دون الخامسة عشرة من العمر بحوالى ٤٨ ٪ من مجموع السكان .

ـــ معدل الوفيات بين الأطفال الرضع ١٠٠ فى الألف تقريبا .

ـــ ينمو مجتمع تربة اقتصاديا واجتماعيا بمعدل سريع مما سوف يؤدى إلى تغيرات فى السنوات القادمة تشمل السكن والغذاء والتعليم والعادات الصحية والتقاليد الاجتماعية والتوزيع الابيدميولوجي للأمراض والوفيات وتركيب الأسرة وتوطين البادية والهجرة إلى المدن . هذه التغيرات يجب أن تؤخذ فى الاعتبار عند وضع خطة العمل التفصيلية .

ـــ المركز الصحى النموذجى الذى نتحدث عنه مهمته إعطاء الرعاية الصحية الأولية ، وهى كما عرفتها منظمة الصحة العالمية ، « المصدر الرئيسى للخدمات الصحية الشاملة (العلاجية والوقائية والتطويرية) ، كما أنها أفضل وسيلة لمواجهة المشاكل الصحية الأساسية فى أى مجتمع نام كان أو متطورا » . وفى تقدير منظمة الصحة العالمية أن ٨٠ ٪ أو أكثر من الرعاية الصحية يمكن تقديمها من خلال الرعاية الصحية الأولية ، كما أجمعت الدول الأعضاء فى منظمة الصحة العالمية على قرار المنظمة بأن سنة ٢٠٠٠ م هى سنة

الصحة للجميع ، وأن الرعاية الصحية الأولية هى حجر الأساس للوصول إلى هذا الهدف .

○ **الوضع الحالى :**

خدمات المركز الصحى فى تربة تقتصر على فحص وعلاج المترددين عليه من المرضى وأغلبهم يأتون إليه من المنطقة المحيطة به . ومن المعروف علميا أن المرضى الذين يترددون على المراكز الصحية والمستشفيات يمثلون ما نسميه بقمة جبل الجليد العائم ، إذ أن هناك غيرهم بل وأكثر منهم معرضون للمرض أو هم مرضى لا يصلون إلى المراكز الصحية إما لأنهم فى حالة مبكرة من المرض أو يصدهم عنه الجهل أو التواكل أو بعد المسافة أو أن يكون المرض قد استفحل بهم فأقعدهم . هؤلاء يمثلون ما خفى تحت الماء من جبل الجليد .. وهو أعظم حجما . **ولكى يمكن الوصول إليهم لعلاجهم أو لوقايتهم من المرض يجب أن يخرج المركز الصحى بخدماته وإمكاناته وطاقته البشرية إلى خارج جدرانه .. إلى البيئة والمجتمع .**

لقد شاهدنا فى الفصول السابقة أن نسبة ١٢,٧ ٪ فقط من الأطفال فى تربة أعطوا التطعيمات الوقائية وأن ١٠ ٪ فقط من الأمهات الحوامل عوجلن أثناء فترة الحمل ، ولمسنا مدى الحاجة إلى برامج متعددة للتغذية وأخرى لصحة البيئة والصحة المدرسية والتثقيف الصحى ورعاية الأمومة والطفولة .. الخ ، الأمر الذى يحتم وجود خطة عمل لتطوير الوضع الصحى فى « تربة » .

○ **الخطوط العريضة لخطة العمل :**

فى تقديرنا أن الطاقة البشرية الموجودة حاليا فى تربة (خمسة أطباء وطبيب أسنان و ١٦ مساعدا صحيا موزعون على المركز الصحى الرئيسى فى السوق والمركزين الفرعيين فى كرا وشعر) تكفى لانجاز الخطة إذا ما أضيف إليها بعض الخبرات وهيئت للعمل وأحسن تدريبها وأتيح لها شىء من الدعم المالى والمرونة الادارية ، مع الاستفادة من مشاركة الأهالى .

إذن .. فنحن نتحدث عن خطة عمل يمكن تحقيقها ـــ هذه الخطة تشمل النشاطات التالية :

علاج المرضى فى العيادات الخارجية :

هو جانب رئيسى فى الرعاية الصحية الشاملة ، بيد أن الطبيب الذى يفحص ويعالج نحوا من ١٠٠ مريض يوميا لن يوفيهم حقهم من التشخيص والعلاج مهما فعل ولن يبقى له من الوقت ما يكفى للاهتمام بأى شىء آخر ، وعليه فاننا نستطيع أن نفعل كما تفعل عشرات الأمم فى أقصى الأرض وأدناها فندرب بعض المساعدين الصحيين ونحسن تدريبهم ليقوموا بفحص وعلاج الحالات البسيطة ويحيلوا الحالات الصعبة إلى الطبيب ، وهى عادة لا تزيد عن عشرين فى المائة من مجموع الحالات التى يفحصها المساعد الصحى .

بهذا وحده يستطيع الطبيب أن يركز اهتمامه على عدد أقل من المرضى ممن هم فى أمس الحاجة إليه ويبقى له بعد ذلك من الوقت ما يصرفه فى المشاريع الأخرى . من ضمن هذه المشاريع إنشاء عيادات خاصة لمرضى السكر وضغط الدم والتهاب الكبد .. الخ ، وفى مثل هذه العيادات لا يكتفى الطبيب بعلاج مرضاه ، وإنما يُعنى بمتابعتهم . كذلك يستطيع طبيب الأسنان إذا ما هيىء له مساعد صحى مدرب أن يجد من الوقت ما يبذله لبرامج الوقاية من تثقيف صحى والاهتمام بنسبة الفلورين فى الماء وتصحيح المفاهيم الغذائية للسكان ، ولا ننسى هنا أن نشير إلى أهمية السجلات الطبية لتسجيل ومتابعة الحالات المرضية .

التثقيف الصحى :

يمكن الاستفادة من المدرسين والمدرسات والاخصائيات الاجتماعيات وإمام المسجد وتلامذة المدارس بعد شىء من التدريب فى نشر الثقافة الصحية وإدخالها إلى كل بيت وإلى كل مدرسة ، ولقد لمسنا فى دراساتنا الحقلية بالمملكة مدى استعداد الأهالى للعطاء والمشاركة ومقدار مالديهم من طاقة إذا ما وجهوا ودربوا على أوجه الخدمات العامة .

إصحاح البيئة :

يمكن بالتنسيق مع قطاع البلديات ومركز الخدمة الاجتماعية ومديرية الزراعة وبمشاركة أفراد من المجتمع تحقيق الكثير من مشاريع صحة البيئة ، مثل تنقية المياه والارتقاء بنظافة المنازل وتهويتها وإضاءتها والتخلص من الفضلات الانسانية والحشرات الضارة .. إلخ .

التغذية :

نستطيع أن نوفر لكل امرأة ترتاد المركز الصحى للعلاج ــ خاصة الأم الحامل أو المرضع ــ وبأبسط الامكانات وعن طريق الوسائل السمعية والبصرية برنامجا فى التثقيف الصحى يشمل غذاء الأسرة وإرضاع الطفل والقيمة الغذائية للمواد المتوفرة محليا والطرق السليمة لاعداد الوجبة الغذائية .. والمرأة بدورها ستنقل ماتعلمته إلى بيتها وبيوت جاراتها .

ويستحسن أن نعود إلى تقديم الوجبة الغذائية لأطفال المدارس ، فكل الدراسات تشير إلى أهميتها خاصة فى الريف وأثرها على درء أخطار المرض عن الأطفال وإنماء ملكاتهم الجسدية والعقلية . ويمكننا إعداد الوجبة الغذائية بأقل قدر من التكاليف إذا ما حاولنا أن نستفيد من المواد الغذائية المتوفرة فى تربة باشراف ومشاركة الأهالى أنفسهم ، إلى جانب أن إعداد الوجبة محليا سوف يسهم أيضا فى تعريف المجتمع بأهمية المواد الغذائية المتوفرة محليا .

الزيارات المنزلية :

الزيارات المنزلية عامل أساسى فى عملية الانطلاق بنشاطات المركز إلى البيئة والمجتمع ، ويقوم بها بمشاركة الطبيب وتحت أشرافه الممرضات والاخصائيات الاجتماعيات ومدرسات المدرسة بعد تدريب بسيط إذا أردن أن يتطوعن فى وقت فراغهن من العمل أو حتى مقابل مكافأة رمزية ، ومن خلال الزيارات المنزلية يمكن أيضا نشر الوعى الصحى واكتشاف الحالات المرضية مبكرا ومتابعة الحالات المرضية التى تتردد على المركز وإعطاء التطعيم الشامل للأطفال ورعاية الأم الحامل والمرضع وغير هذا وذاك من النشاطات المختلفة .

الصحة المدرسية :

من الأهمية بمكان العناية بصحة الطفل الجسدية والعقلية والنفسية فى سنواته الأولى فى المدرسة وإعطاء رعاية صحية متكاملة ــ علاجية ووقائية وتطويرية ــ لتلامذة المدارس بالتنسيق مع الصحة المدرسية ، كما يمكن أيضا إشراك تلامذة المدارس فى كثير من النشاطات الصحية مثل حملات التثقيف الصحى والتطعيم الشامل والنظافة العامة ، وهم

قادرون بما لا يدع مجالا للشك على أن يأخذوا ما يكلفون به بحماس ويؤدوه بفاعلية إذا ما هيئوا لذلك بشيء من التدريب والترغيب .

الاحصاء الطبى :

جمع الاحصاء الطبى بما فى ذلك تسجيل المواليد والوفيات ونسبة انتشار الأمراض أمر ضرورى إذا شئنا أن يكون أسلوبنا علميا ومنهجيا ، وهو عامل أساسى فى تخطيط البرامج الصحية ومتابعة أعمال المركز وتقييمها وتوجيه الموارد البشرية والمادية تبعا للأولويات وتعديل المسار فى أعمال المركز بين حين وآخر .

الاتصال بالمستشفيات :

الاتصال الوثيق بين المركز الصحى والمستشفيات العامة والمتخصصة فى مدينة الطائف يساعد على سهولة تحويل الحالات المرضية الصعبة الى المستشفيات لمزيد من الفحوصات والعلاج ، وأيضا على الاستفادة من الامكانات والخبرات الموجودة فى المستشفيات لتطوير وتدريب العاملين فى المركز ولاجراء البحوث التطبيقية .

ونستطيع أن نستطرد فى وصف ما يمكن أن يقوم به المركز الصحى من نشاطات وبرامج صحية خارج حدود جدرانه إذا ما استغلت الامكانات البشرية الموجودة فيه ودربت ووجهت فى إطار مرسوم وهادف ، ولكننا نكتفى بما ذكرناه .

متطلبات الخطة

يتطلب تنفيذ خطة العمل لتطوير الرعاية الصحية الأولية بتربة توفير العناصر الأساسية التالية :

- **دعم الجهات المسئولة .**
- **تطوير القوى البشرية .**
- **مشاركة المجتمع فى التخطيط والتنفيذ .**
- **التنسيق بين القطاعات المختلفة .**
- **ربط المركز الصحى باحدى الكليات الطبية .**

دعم وتأييد الجهات المسئولة :

أخذت خطة التنمية الثالثة (١٤٠١ — ١٤٠٥ هـ) فى الاعتبار تغطية المملكة بشبكة من المراكز الصحية وذلك كواحد من الأهداف الرئيسية لتطوير الصحة ، ويوجد فى المملكة فى الوقت الحاضر ٣٨٠ مركزا صحيا ، ومن المتوقع فى عام ١٤٠٥ هـ أن يصبح عدد المراكز الصحية ٥٠٥ مراكز أى بزيادة قدرها ٦٤ ٪ .

لايمكن عمليا تحويل جميع المراكز الصحية فى بلادنا فى وقت واحد أو حتى عبر فترة زمنية قصيرة من مراكز علاجية إلى مراكز للرعاية الصحية الشاملة (علاجية ووقائية) لعدم توفر القوى البشرية المتخصصة من أطباء وأخصائيين وفنيين ومساعدين صحيين ، ليس هذا فحسب وإنما أيضا لعدم توفر الادارة العلمية المتخصصة فى مجالات التخطيط والاشراف والمتابعة .

الأسلوب الأمثل هو أن نبدأ باختيار بضعة من المراكز الصحية فى المملكة ونقوم بتطويرها لتكون نماذج حية للرعاية الصحية الشاملة . نخطط لها فنحسن التخطيط ونوفر لها

ما تحتاجه من جهد ومال وقوى بشرية ، ونتيح لها من المرونة فى الادارة ما يضمن لها الحركة ومن ثم نقيم أعمالها بأسلوب علمى . فى نفس الوقت نقوم باعداد القوى البشرية لها ولما سننشئه من مراكز صحية أخرى فى المستقبل بتدريب السعوديين وبالتعاقد مع الكفاءات البشرية المناسبة ، وليكن ذلك بناء على خطة زمنية لا تتعدى عشر سنوات ، والمركز الذى نهدف إليه فى تربة يمكن أن يكون واحدا من هذه المراكز الصحية النموذجية .

حجر الأساس فى خطة العمل هو التأييد الكامل من جميع القطاعات المعنية ، وعلى رأسها وزارات الصحة والتخطيط والمالية . هذا التأييد يأتى على صورتين ـــ الدعم المادى وتطوير الادارة .

١ ـــ الدعم المادى :

ميزانية الخدمات الصحية (باستثناء الخدمات الطبية للقوات المسلحة) وصلت فى عام ١٤٠١ ـــ ١٤٠٢ هـ إلى ١٣,٦ بليون ريال ، يذهب نحو ٨٠ ٪ منها إلى إنشاء وتشغيل المستشفيات والباق يذهب إلى مراكز الرعاية الصحية الأولية والمشاريع الوقائية فى حين أن ٨٠ ٪ من الخدمات الصحية يمكن أن تؤدى بكفاءة من خلال مراكز الرعاية الصحية الأولية (المراكز الصحية) ، والمطلوب هو تعديل المسار فى توجيه الميزانية . وإذا ما أعطيت مراكز الرعاية الصحية الأولية نصيبها الواف من الميزانية وجب أن تستغل هذه الميزانية ليس فقط فى زيادة عدد المراكز وإنما أيضا وهذا هو الأهم فى تحسين خدماتها وذلك **بتطوير القوى العاملة فى القطاع الصحى وتصميم وبناء نماذج متطورة من المراكز الصحية وإجراء الدراسات التطبيقية وإعطاء مدير المركز وهو عادة الطبيب الأول فيه صلاحيات مالية وادارية كافية .**

٢ ـــ تطوير الادارة :

نمت الخدمات الصحية نموا سريع خلال العقد الأخير وتضاعف عدد العاملين فيها من أطباء وفنيين ومساعدين صحيين ، وأصبح من الضرورى أن يواكب هذا التوسع نمط متطور ومتجدد فى الادارة الصحية يتسم بالأسلوب العلمى والمرونة واللامركزية وتفويض الصلاحيات ، وبدون هذا النمط المتطور فى الادارة ستواجه مشاريعنا عقبات . ولأضرب

مثلا .. فى عام ١٣٩٨ هـ ، التحق حوالى ٢٠٠ طبيب من وزارة الصحة بدورات تدريبية استغرق كل منها نحوا من أسبوعين . وأسهمت هذه الدورات فى تبنى الأطباء لمفاهيم حديثة فى الرعاية الصحية ، إلا أنهم عندما عادوا بعد انتهاء الدورات ليعملوا فى نفس الظروف التى كانوا يعملون فيها من قبل ، عاد أسلوبهم فى العمل إلى ما كان عليه — وهو تقديم الخدمات العلاجية !

من أهم المقومات فى الادارة المتطورة ، شعور العامل بمشاركته ومسئوليته عما يعمل وما يتبع هذا من إحساس بالانتماء . سألنا مجموعة من الأطباء عما يحتاجه الطبيب ليطور عمله ، وكانت الاجابة فى أغلبها .. حاجته إلى الانتماء . يجب أن لا يغيب عنا ماوراء هذا التعبير ، فالطبيب مع فريقه فى المركز الصحى يجب أن يكون له دور المشاركة فى تخطيط وتنفيذ البرامج الصحية ، وبمعنى آخر أن يترك له فرصة الحركة والابداع والمنافسة ، وهذا يتطلب شيئين أساسيين :

(أ) **أن يتدرب الطبيب مسبقا على وضع الخطط وتنفيذ البرامج الصحية** : سواء كان ذلك من خلال دراسته الطبية أو من خلال التعليم الطبى المستمر بعد التخرج .

(ب) **أن توضع خطة العمل للمركز بشكل علمى مدروس** : بحيث يكون الهدف هو تطوير الوضع الصحى للمجتمع وعلى أن يشمل نشاط المركز الجوانب العلاجية والوقائية ، ومن ثم توضع الأولويات والبدائل تبعا للمشاكل الصحية وديموغرافية السكان والمصادر البشرية والمالية المتاحة .. وبعد هذا يترك للطبيب والعاملين معه قدر واف من الصلاحيات المالية والادارية التى توفر له حرية الحركة والتصرف وبعد هذا يقوّم عمله على أساس التغيرات التى طرأت فى معدلات المرض والوفيات ونسبة الأطفال الذين لقحوا والأمهات اللواتى حصلن على الرعاية الصحية .. إلخ ، وليس على أساس عدد المترددين الذين عولجوا فى المركز !

○ تطوير القوى البشرية :

عقبة كبرى تواجه الرعاية الصحية الأولية فى المملكة كما تواجه غيرها من بلدان العالم النامى ، وهى القوى البشرية العاملة فى القطاع الصحى . فالمصادر المالية فى المملكة متوفرة والحمد لله ، كذلك الأمر بالنسبة لعدد العاملين فى الخدمات الصحية ، أما الشىء

الذى يحتاج إلى عناية قصوى فهو تدريب العاملين فى الخدمات الصحية ــ أكثرهم ولا أقول كلهم .

أكثر العاملين فى الحقل الصحى فى المملكة من المتعاقدين ، وسيظل الأمر كذلك لسنوات عديدة قادمة ، وكثير منهم لا يألو جهدا فى النهوض بالرعاية الصحية بالمملكة ، بيد أن العقبات التى تواجههم فى أداء رسالتهم ليست بالهينة ولا باليسيرة ، فكثير منهم لا يتكلم العربية أو هو لا يحسنها ، والكثير منهم ليس لديه خلفية كافية عن أسباب المشاكل الصحية التى تواجهه فى المملكة .

وفى تربة الآن ثلاثة أطباء وطبيب أسنان .. كلهم مجتهد فيما يفعل ، إلا أنه مما يعوق جهدهم ويحد من قدرتهم القيادية أنهم متعاقدون ، وهذا ليس خطأهم ، فتكويننا الاجتماعى يجعلنا نتوقع من المتعاقد أن يتحرك فى إطار النظم والقوانين التى نضعها ، أضف إلى ذلك أن اثنين من الأطباء الأربعة ليسوا عربا ، مما يحد من قدرتهم على الاتصال بالعاملين معهم وبالمجتمع .

لاشك أنه يمكننا الاستفادة من إمكانيات الأخوة المتعاقدين بشكل أفضل بأن نبذل جهدا فى :

» **تأهيلهم عند قدومهم إلى المملكة** : بما يتناسب مع طبيعة العمل المطلوب منهم أداؤه .
» **مواصلة تدريبهم** : من خلال برامج متعددة للتعليم الطبى تهدف إلى تطويرهم علميا .
» **إتاحة الفرصة لهم وتشجيعهم على تطوير الرعاية الصحية** : داخل إطار عام نحدده ، على أن يكفل لهم الحركة وامكانية الابداع .

ولكى يؤدى الطبيب عمله المطلوب منه فى الرعاية الصحية الأولية يجب أن يشمل تدريبه الأساسى فى كلية الطب :

» **دراسة العلاقة بين البيئة والمرض** : بما فى ذلك الالمام بالمؤثرات الاجتماعية والاقتصادية والثقافية على الوضع الصحى .
» **القدرة على وضع الأهداف واختيار الوسائل وتحديد الأولويات والبدائل** : داخل إطار شامل للتخطيط الصحى .

• **تنمية الحوافز لدى أفراد المجتمع :** للمشاركة فى الخدمات الصحية .

وأخشى أن أقول إن كليات الطب التقليدية فى أكثر دول العالم لا تراعى وضع هذه التدريبات فى مناهجها ، ومن هنا تأتى الحاجة إلى تطوير مناهج التعليم الطبى بما يكفل إعداد الطبيب لمواجهة المشاكل الصحية الفعلية فى مجتمعه وقدرته على حلها بالوقاية والعلاج .

وهذا يذكرنى بما حدث لخريجى إحدى كليات الطب فى إيران ، وإيران بلد نام يتركز أكثر الأطباء فيه فى المدن الكبرى حيث نجد طبيبا واحدا لكل ١٠٠٠ نسمة تقريبا بينها لا تتعدى نسبتهم فى القرى والأرياف طبيبا واحدا لكل ٢٥٠٠٠ نسمة ، وفى إحدى السنوات تخرجت دفعة من الأطباء من إحدى كليات الطب فى إيران ووجد أفرادها أن المدن أصبحت مزدحمة بالأطباء وأن ليس لهم مكان فيها ، ووجدوا أنفسهم غير مهيئين للعمل فى المدن الصغيرة أو الريف وكان أن استأجروا جميعا طائرة نقلتهم إلى الولايات المتحدة الأمريكية للعمل هناك !

فى بلادنا نجد وجها آخر للمشكلة : فلدينا الآن ٥٦٠ طبيبا سعوديا جميعهم يعملون فى المدن الرئيسية إلا بضعة نفر يعملون خارجها ، فعلى سبيل المثال نجد ٣ أطباء سعوديين فقط يعملون فى منطقة القصيم (تعدادها حوالى ٣٧٠,٠٠٠ نسمة) وثلاثة أخرين يعملون فى منطقة الجنوب الغربى (تعدادها حوالى مليون نسمة) فى حين أن الحاجة ماسة إلى كثير منهم ليقوموا بأدوار قيادية فى الرعاية الصحية فى جميع أنحاء المملكة .

لست أدعو هنا إلى إجبار الطبيب للعمل فى الريف ، ولكن الذى أدعو إليه هو أن يُهيأ الطبيب علميا لكى يقوم بدور قيادى فى تطوير الرعاية الصحية . فاذا ما دعته الظروف إلى أن يذهب ويعمل فى الريف ليعالج ويطور وينمى كان مهيأ علميا وعمليا لذلك ، وعلينا كمسئولين أن نوفر له السكن الملائم وفرصة التعليم لابنائه والعلاج لأسرته والتطوير العلمى المستمر له .

ينبغى أن لا ننسى أنه مع التوسع المطرد فى التعليم الطبى فى بلادنا سيزداد عدد الخريجين من كليات الطب وسوف تزدحم بهم المدن وسيذهبون إلى الريف .. سوف

يحدث ذلك فى خلال ١٠ سنوات ومن ثم أصبح لزاما علينا أن نهيئهم من الآن لتقديم الرعاية الصحية الشاملة وأن نوفر لهم فرصة للعمل المنتج .

مشكلة القوى البشرية فى المملكة ، يجب أن يخطط لحلها على مرحلتين : مرحلة قصيرة المدى وأخرى طويلة الأجل .

خطة قصيرة المدى .. تشمل :

١ — إنشاء دورات تأهيلية ودورات تنشيطية لكافة الفئات العاملة فى القطاع الصحى .. العاملين منهم حاليا والذين سيفدون إلينا فيما يلى من سنين .

٢ — تحسين وسائل العمل والانتاج بالتطوير المالى والادارى .

خطة طويلة المدى .. تشمل :

١ — تشجيع ودعم الاتجاهات الحديثة فى التعليم الطبى والتى بدأت كليات الطب فى بلادنا وفى بلاد أخرى تتبناها . وهى اتجاهات تدعو إلى ربط التعليم الطبى بطبيعة المشاكل الصحية فى المجتمع .

٢ — إعداد برامج للدراسات العليا فى مختلف التخصصات الطبية .

٣ — إنشاء كلية للصحة العامة وبرنامج للدراسات العليا فى طب الأسرة لتخريج قادة فى برامج الرعاية الصحية الأولية .

٤ — الاهتمام بالتعليم الطبى المستمر لافراد الفريق الصحى من أطباء وصيادلة وأطباء أسنان وفنيين ومساعدين صحيين .. إذ أن الرعاية الصحية الشاملة مسئولية الفريق الصحى ككل وليس الطبيب وحده .

وأخيرا ، يجب أن لا يغرب عن البال أن أى جهد أو مال أو وقت نبذله لتطوير القوى العاملة البشرية هو أفضل استثمار يمكن أن نضعه فى مجال الرعاية الصحية ، يأتى بعده فى الأهمية ما نصرفه على المنشآت والأجهزة والمعدات .

○ **مشاركة المجتمع :**

هو أمر بالغ الأهمية ، فالمجتمع بأفراده وقياداته يجب أن يشارك بايجابية فى الرعاية الصحية الأولية .. فى التخطيط لها وتنفيذها ومتابعتها وتقييمها ، كما يجب أن يسهم فى تمويلها ماديا وبشريا . شيخ القرية وإمام المسجد والمدرس وتلميذ المدرسة ، كلهم ومعهم غيرهم ، يستطيعون أن يسهموا فى الخدمات الصحية بعد شىء من التأهيل والتدريب البسيط .

يجب أن لا ننسى تجربة الصين التى تغلبت على كثير من مشاكلها الصحية بواسطة الأطباء الحفاة ، وهم ليسوا بالأطباء وليسوا بالحفاة ، ولكنهم فتية وفتيات أوتوا نصيبا ضئيلا من التعليم قد لا يتجاوز الابتدائية ، تختارهم القرية من أبنائها ثم يدربون تدريبا عمليا ، ولفترة شهور ، على تشخيص وعلاج أكثر الأمراض انتشارا والقيام بالمشاريع الصحية الأساسية تحت إشراف الأطباء .

ولقد رأيت نموذجا مماثلا فى مشروع أنشىء فى مدينة رضائية بغرب أذربيجان بايران لتدريب المساعدين الصحيين ، وفيه اختير بضعة فتية وفتيات من القرى المحيطة لا يزيد تعليمهم على الابتدائية وأعطوا تدريبا عمليا ونظريا على أسس التشخيص الأولى وعلاج الأمراض المنتشرة ومبادىء الوقاية من الأمراض ، كما دربوا على العمل الجماعى وعلى تحويل الحالات المرضية الصعبة إلى الطبيب .

وأسوق أمثلة على بعض ما يقومون به من أعمال ؛ فى إحدى القرى وجد المساعد الصحى أن أهل قريته يشربون من جدول ماء عرضة للتلوث فاقترح عليهم أن يمدوا خط أنابيب يحمل الماء النقى من مصدره إلى القرية ، وحسبت التكاليف وتحمل الأهالى نصفها والنصف الآخر تحملته إدارة الشئون الصحية فى المنطقة ، وعمل الأهالى بأنفسهم فى مد أنابيب المياه . وفى قرية ثانية قام المساعد الصحى بعمل نموذج لمرحاض ، وراح يدرب بعضا من شباب القرية على إنشاء وتركيب المراحيض فى البيوت ، وأقبل الأهالى على الفكرة خاصة وأن إدارة المشروع تحملت نصف التكاليف . وفى قرية ثالثة لاحظ المساعد الصحى أن الطريق الترابى الذى يصل القرية بالمدينة يغدو موحلا مع مجىء الشتاء مما يتعذر معه الوصول إلى المدينة لتسويق منتجات القرية الزراعية ، وكان أن بعث فيهم فكرة المشاركة فى

رصف الطريق وتزفيته على أن تتحمل الادارة الصحية نصف التكاليف ، وأنجز الأهالى مشروعهم بأنفسهم .

وإذا ما عدنا إلى البيان الذى أصدرته منظمة الصحة العالمية فى اجتماع (Alma Ata) المشهور .. نجد فى الفصل السابع منه تعليقا على أهمية مشاركة الأهالى فى المشاريع الصحية « تحتاج الرعاية الصحية الأولية لانجاحها إلى المشاركة الفعالة من قبل الأفراد والمجتمع فى التخطيط والتنظيم والاشراف والتنفيذ للمشاريع الصحية ، وأيضا الاستفادة من المصادر المحلية » (٩٣) . نفس الفكرة أكدها اجتماع المنظمة العالمية فى هاليفاكس بكندا عام ١٣٩٨ هـ والذى كان عنوانه « الرعاية الصحية الأولية من وجهة نظر عالمية » . وفى تقرير أعدته سبع دول عن « سبل الوصول إلى تحسين أهداف الرعاية الصحية الأولية » جاء ضمن شروطها الرئيسية : ضرورة مشاركة المجتمع فى تقديم الرعاية الصحية الأولية (٨٦) .

لقد شاهدنا فى دراساتنا الحقلية صورا عديدة تنبىء عن استعداد الأهالى للاسهام فى مشاريعهم متى وجدوا القدوة والحافز . فى قرية تمنية بعسير ، شارك مدرسو المدرسة وتلامذتها فى نظافة القرية (٥٢) . وفى القصيم نشط مدرسو المدارس وطلبتهم فى القيام بمشروع لمكافحة التراخوما والتثقيف الصحى (٨٠) . وفى الخدمات الصحية بأرامكو توصلوا إلى تخفيض نسبة الاصابة بالاسهال بين المواليد بادخال برنامج « العناية اليومية » الذى شاركت فيه الأمهات بالنصيب الأوفى .

ولن أنسى ما رأيته فى تربة فى ضحى يوم منذ خمسة عشر عاما وأنا مقبل بالسيارة فى طريق وعر إلى العرقين وإذا بعشرات من سكان الهجرة يعملون بهمة ونشاط فى بطن الوادى ومطلع الجبل بقيادة شيخهم مناحى الغرمول .. يكسرون الصخر بمعاولهم ويمهدون الطريق بمساحيهم .

فى هذا ما يكفى للرد على من يقول أن مجتمعاتنا اتكالية بينما هى فى واقع الأمر قادرة على أن تضطلع بكثير من أمورها إذا ما وجدت فى مشايخها ــ من أمثال الشيخ مناحى الغرمول ــ القدوة . هذا هو الاتجاه السليم فى تطوير القرية والبادية وحتى المدينة : أن يضطلع سكانها بخدمة أنفسهم فيشاركون بأموالهم ــ وربما بسواعدهم ــ فى تحسين الطرق

والنظافة العامة وبناء المسجد والمدرسة والمستوصف ، وذلك بمساعدة وتشجيع ومؤازرة الجهات المسئولة ، ولنا فى حياة النبى ﷺ وصحبه المثل والقدوة .

ويمكن أن تتمثل مشاركة المجتمع أيضا فى دفع المرضى رسوما رمزية للعلاج ، والمملكة ، والحمد لله غنية عن تحصيل مثل هذه الرسوم واذن فالهدف ليس هو إثراء الدخل القومى وإنما إكساب الرعاية الصحية التقدير والاحترام من قبل المواطن ، فمن المعروف أن ما يعطى مجانا لا يحظى بالاحترام الكافى ، ويا حبذا لو أن هذه الرسوم الرمزية خصصت للاستفادة منها كمصدر تمويل لتطوير المركز والتوسع فى مشاريعه .

والمبالغ الرمزية التى نقترحها يفترض فيها أن لا تثقل كاهل المواطن ولكنها تحد من الطلب المتزايد على الرعاية الصحية دون مبرر أو حاجة ، فهناك من الدلائل ما يشير إلى أن نسبة لا بأس بها من المترددين على المراكز الصحية والعيادات الخارجية فى المستشفيات يفعلون ذلك تزجية للوقت أو للحصول على دواء لأعراض طارئة يكفى فى علاجها صيدلية المنزل !

والخلاصة ، أن مشاركة المجتمع وإسهامه فى الرعاية الصحية بالجهد والمال والوقت ينمى فيه وفى أفراده الاحساس بالمسئولية والانتماء والمشاركة ، ومجالس القرية التى برزت فكرتها من خلال مراكز التنمية الاجتماعية بالامكان تطويرها لتؤدى دورها المطلوب منها .

○ **التنسيق بين القطاعات المختلفة :**

تطوير الرعاية الصحية ليس مسئولية وزارة الصحة وحدها ، وإنما هى مسئولية عامة يشارك فيها العديد من القطاعات الحكومية مثل الزراعة والتعليم والشئون القروية والبلدية وأيضاً القطاع الخاص . ومراكز التنمية الاجتماعية بقطاعاتها الأربعة يمكن أن تكون القاعدة التى ينطلق منها مثل هذا التنسيق .

○ **الاتصال بكليات الطب :**

المركز الصحى النموذجى يجب أن يكون قاعدة لتدريب الفئات المختلفة من العاملين فى المجال الصحى فى تربة وما حولها وذلك من خلال التدريب أثناء العمل والدورات

التنشيطية والاجتماعية . واتصال مثل هذا المشروع باحدى كليات الطب الأربع فى المملكة سوف يؤدى إلى تطوير برامج التدريب وتنمية البحوث التطبيقية ، وفكرة اتصال مراكز الرعاية الصحية الأولية الرائدة بكليات الطب فكرة طبقت فى كثير من الدول مثل أمريكا (٢٨ ، ٦٦) وإيران (٨٩) وانجلترا (٣٥) وتركيا (٢٣) وكينيا (٢٠ و ٢١) وأثبتت جدواها فى تطوير التدريب والبحث العلمى جنبا إلى جنب مع الرعاية الصحية الأولية .

مراجع البحث

BIBLIOGRAPHY

1. Alio, I.S. Epidimrology of Schistosomiasis in Saudi Arabia.

   Unpublished Dr. P. H. dissertation, Aramco, Saudi Arabia (1969)

2. Aramco Economic Department. Reports and abstracts from reports. Dhahran, Aramco. (Unpublished)

3. ARAMCO Epidemiology Bulletin. Aramco Medical Department, Dhahran, Saudi Arabia. June — July 1974.

4. Ascoli, W. et al. Nutrition and infection field study in Guatemalan villages, 1959 — 1964. IV: deaths of infants and pre-school children. Arch. Environ. Health, 15: 439 — 449, 1967

5. Baker, T.D. Problems in measuring the influence of economic levels on morbidity. Am. J. Public Health, 56: 499 — 507, 1966.

6. Banoub, S. Primary Health Care in Qasim. A profile of two villages in the Qasim region. Sebai, Z.A. Ed. Saudi Medical Journal Monograph Ser. (In press).

7. Benjamin, P. Health, Culture and Community; case studies of public reactions to health programs. New York, Russel Sage, 1955.

8. Briggs, L.C. Tribes of the Sahara. Cambridge (MA), Harvard University Press, 1960. p.174.

9. Buck, A.A. & Spruyt, D.J. Seroreactivity in the venereal disease research laboratory slide tests and the fluorescent treponemal antibody test. Am. J. Hyg., 80: 91 — 102, 1964.

10. Carbello, M. Fertility regulation during Human Lactation. WHO Collaborative studies on breast-feeding. J. biosoc. Sci, Suppl. 4(1977), 83—89.

11. Davis, B.D. et al. Microbiology. New York, Harper Medical, 1973. p.p. 985 — 986.

12. Dickson, H.R.P. The Arab of the desert; a glimpse into Bedouin life in Kuwait and Saudi Arabia. London, Allen and Unwin, 1959. p. 190.

13. Dickson, H.R.P. ibid. p. 144.

14. Dickson, H.R.P. ibid. p. 167.

15. Dickson, H.R.P. ibid. p. 172.

16. Dickson, H.R.P. ibid.

17. Dickson, H.R.P. ibid. p. 511

18. Dickson, H.R.P. ibid. pp. 505 — 514

19. Dixon, W.J. & Massey, F.J. Introduction to statistical analysis. 2nd ed. New York, McGraw Hill.

20. Fendall, N.E. Paper presented at the Rural Health Conference of the South Pacific Commission, Tahiti, April 1963.

21. Fendall, N.E. et al. A national reference health center for Kenya. East Afr. Med. J., 40 (4), 1963

22. Filali, M. The project of Bedouin settlement in Saudi Arabia. (Unpublished) (In Arabic). Ministry of Labour and Social Welfare, 1964.

23. Fisik, N. Professor of Community Medicine, Hacettepe University, Ankara. Personal communication.

24. Foster, G.M. Use of anthropological methods and data in planning and operation. Public Health Rep., 68: 841 — 857, 1953.

25. Franklin, H.T. Communicable and infectious diseases; diagnosis, prevention and treatment. St. Louis, C.V. Mosby, 1964. pp. 691 — 702.

26. Gersovitz, M., Madden, J.P. and Smiciklas-Wright, H. Validity of the 24 hour dietry recall and seven day record for group comparisons Journal of the American Dietetic Association. vol 73. July 1978.

27. Ghoroury, A.A. The syphilis problem in Asir Province, Saudi Arabia. Bull. WHO 10: 691 — 702, 1954.

28. Gordon, M.J. et al. Evaluation of clinical training in the community. J. Med. Educ., 52: 888 — 895, 1977.

29. Gordon, --. Weanling diarrhea. Am. J. Med. Sci., 245: 345 — 377, 1963.

30. Grin, E.I. Endemic syphilis in Bosnia. Bull. WHO, 7: 1 — 74, 1952.

31. Guthe, T. Die Bekampfung der Endimishen Syphilis in Entwicklungslandern. Arch. Klin. Exp. Dermatol. Ges., 219: 194 — 210, 1964.

32. Haddad, N.A. Trachoma in Lebanon; observation on epidemiology in rural areas. Am. J. Trop. Med. Hyg., 14: 652 — 655, 1965.

33. Hanlon, J.J. Principles of public health administration, 4th ed. St. Louis, C.V. Mosby, 1964.

34. Hanlon, J.J. ibid. p. 118. (Quotation from Elkins, A. Aboriginal man of high degree. 1944).

35. Hannay, D.R. & Maddox, E.J. The use and perception of a health center. Practitioner, 218: 260 — 266, 1977.

36. The Hashemite Kingdom of Jordan. Nutrition survey, April — June 1962. (Report by the Interdepartmental Committee on Nutrition for Jordan).

37. Hudson, E.H. Treponematosis in perspective. Bull. WHO, 32: 735 — 748, 1965.

38. James, W.P.T. Kwashiorkor and Marasmus: Old Concepts and New Developments. Proc. roy. Soc. Med. Volume 70 September 1977.

39. Jelliffe, D.B. Assessment of the nutritional status of the community. Geneva, WHO, 1966. (WHO Monograph Ser., no. 53).

40. Jelliffe, D.B. ibid. p.93.

41. Jelliffe, D.B. Infant nutrition in the subtropics and tropics. 2nd ed. Geneva, WHO, 1968. (WHO Monograph Ser., no. 29). pp. 27 — 37.

42. Joint FAO/WHO technical meeting on methods of planning and evaluation in applied nutrition programs; report. Geneva, WHO, 1966. (WHO Tech. Rep. Ser., no. 340).

43. Kaufman, L. Serology of systemic fungus diseases. Public Health Rep., 81: 177 — 185, 1966.

44. King, M.H. Medical care in developing countries; a symposium from Makerere. (1 : 3) Oxford, Oxford University Press, 1966.

45. Lewin, K. Factors behind food habits and methods of change. Bull. Nat. Res. Counc., 108, 1943.

46. Lipsky, G.A. Saudi Arabia; its people, its solity, its culture. New Haven, H.R.A.F. Press, 1959. p. 48.

47. Lipsky. G.A. ibid.

48. Lipsky, G.A. ibid. p. 297.

49. Lythcott, G.I. & Edgcomb, J.H. The occurrence of South American blastomycosis in Accra, Ghana. Lancet, (1964) 1: 916 — 917, 1964.

50. Maclennan, N.H. General Health conditions of certain Bedouin tribes in Trans-Jordan. Trans R. Soc. Trop. Med. Hyg., 29: 227 — 248, 1935.

51. Mazen, A.K. The development of the rural health program of the U.A.R. United Nations conference on the application of services and technology for the benefit of less developed areas, October 1968.

52. Miller D.L. & Sebai, Z.A. Health Center in Khulais. In: Proceedings of the 5th Saudi Annual Medical Meeting, Riyadh University, Faculty of Medicine, 1980. (In press)

53. Molina, G. & Norm, I.F. Indicators of health, economy and culture in Puerto Rico and Latin America. Am. J. Public Health. 54: 1191 — 1206, 1964.

54. Morley, D.C. et al. Heights and weights of West African village children from birth to the age of five. West Afr. Med. J., Feb. 1968.

55. Murdock, G.P. Anthropology and its contribution to public health Am. J. Public Health, 42: 7, 1952.

56. Murray, E.S. et al. Agents recovered from acute conjunctivitis cases in Saudi Arabia. Am. J. Ophthalmol., 43 (4, pt. 2): 32, 1957.

57. Muslim, 1 : 48. (In Arabic)

58. Nelson, W.E. Textbook of paediatrics. 8th ed. Philadelphia, W.B. Saunders, 1964. pp 48 — 49.

59. Neumann, C.G. et al. Nutritional and anthropometric profile of young rural Punjab children (In press).

60. Opitz, K. Die Medizin im Koran. Stuttgart, Verlag von Ferdinand Enke, 1906. p. 15.

61. Patai, R. Golden river to golden road; society, culture and change in the Middle East. Philadelphia, University of Pennsylvania Press, 1962. p. 84.

62. Patai, R. ibid.

63. Patai, R. ibid. p. 92.

64. Patai, R. ibid. p. 97.

65. Patai, ibid. p. 95.

66. Pittman, J. & Daniel, M.B. Undergraduate education in primary care; the Rockford experience. J. Med. Educ., 52: 982 — 990, 1977.

67. Polgar, S. Health and human behaviour; areas of interest common to the social and medical services. Curr. Anthropol., 3: 159 — 205, 1962.

68. Pollitzer, R. Cholera. Geneva, WHO, 1959. (WHO Monograph Ser., no. 43) p. 63.

69. Proceedings of the XIV International Congress of Sociology, Rome, 1950, vol. IV. p. 1–18.

70. Puyet, J.H. et al. Nutritional and growth characteristics of Arab refugee children in Lebanon. Am. J. Clin. Nutr., 13: 147 – 157, 1963.

71. Qur-an IV: 3

72. Qur-an II: 233.

73. Sebai, Z.A. Ed. Community health in Saudi Arabia: a profile of two villages in the Qasim region. Saudi Med. J. Monograph Ser. (In Press).

74. Saudi Arabia, Ministry of Finance and National Economy, General Statistics Office, 1977.

75. Sebai, Z.A. Ed. Community health in Saudi Arabia: a profile of two villages in the Qasim region. Saudi Med. J. (In press).

76. Sebai, Z.A. Health Manpower Development in Yemen Arab Republic. WHO assignment report, EM/HMD/359, 1976.

77. Sebai, Z.A. Health Manpower Development in Oman. WHO assignment report, EM/EMD/394, 1978.

78. Sebai, Z.A., Miller, D., Ba'ageel, H. Study of three Health Centers in Rural Saudi Arabia. Saudi Medical Journal, 1. No. 3, Jan. 1980.

79. Sebai, Z.A. Ed. Community health in Saudi Arabia: A profile of two villages in the Qasim region. Monograph Ser. Saudi Med. J. (In press).

80. Sebai, Z.A. Ed. ibid. (introduction).

81. Taha, S.A. Ecological Factors Underlying Protien-Calorie Malnutrition in an irrigated area of the Sudan. Ecology of food and nutririon 1979, vol 7, pp. 193–201.

82. Taha, S.A. The Prevalence and Severity of Protien-Calorie Malnu-
    trition in Sudanese children. Tropical Paediatrics and Environ-
    mental Child Health. October 1978.

83. Taylor, C.E. et al. Eye infections in a Punjab village. Am. J. Trop.
    Med. Hyg., 7: 42 — 50, 1958.

84. Third Development Plan, 1980 — 1985. (Saudi Arabia) 1981.

85. Trowell, H.C. & Jelliffe, D.B. Diseases of children in the subtropics
    and tropics. London, E. Arnold, 1958. p. 194.

86. UNICEF/WHO. National decision making for primary health care.
    Geneva, WHO, 1981. (UNICEF/WHO JC 23).

87. United Nations. E/CN5/346/Rev. 1. Reference 5, diagram 1, p. 46.

88. United States, National Health Survey. Disability from specific
    causes in relation to economic status. Washington D.C., 1938.
    (Preliminary Rep. Sickness Med. Case Ser. Bull., no. 9).

89. Villareal, R. Health services and manpower development program,
    Iran, Hamadan and West Azarbaigan provinces. Geneva, WHO,
    1977. (WHO Assignment Rep. EM/HMD/383).

90. Walpole, N.C. et al. Area handbook for Saudi Arabia. DA Pam.
    no. 550 — 551 : 50, 1966.

91. WHO expert committee on medical assessment of nutritional
    status. Geneva, WHO, 1963, (WHO Tech. Rep. Ser., no. 258).

92. WHO international standards for drinking water. Geneva, WHO,
    1958.

93. WHO/UNICEF primary health care; report of the international
    conference on primary health care, Alma-Ata, USSR, 6—12 Sept-
    ember, 1978.

قائمة الجداول

رقم الجدول | | الصفحة

قائمة بالرسوم

الصور

كتب صدرت للمؤلف :

١ ــ الصحة العامة فى المجتمع العربى ــ مطبعة سجل العرب ــ القاهرة
الطبعة الأولى ١٩٧٥ م
الطبعة الثانية ١٩٧٦ م

٢ ــ THE HEALTH OF THE FAMILY IN A CHANGING ARABIA.
(A CASE STUDY OF PRIMARY HEALTH CARE)
TIHAMA - JEDDAH (1981)

٣ ــ COMMUNITY HEALTH IN SAUDI ARABIA
(A PROFILE OF TWO VILLAGES IN QASIM)
SAUDI MEDICAL JOURNAL, MONOGRAPH No. 1 (1982)

إصدارات إدارة النشر بتهامة

سلسلة : الكتاب العربي السعودي

صدر منها :

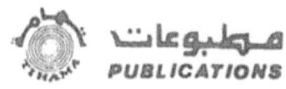

PUBLICATIONS

صدر منها :

تحت الطبع :

رسائل جامعية

صدر منها :

تحت الطبع :

كتاب الناشئين

صدر منها :

سلسلة : وطني الحبيب

تحت الطبع :

كتاب للأطفال

صدر منها :

- الصرصور والنملة — الأستاذ عمار بلغيث
- السمكات الثلاث — الأستاذ عمار بلغيث
- النخلة الطيبة — الأستاذ اسماعيل دياب
- الكتكوت المتشرد — الأستاذ عمار بلغيث
- المظهر الخادع — الأستاذ عمار بلغيث
- بطوط وكتكت — الأستاذ اسماعيل دياب

سلسلة لكل حيوان قصة

للأستاذ يعقوب محمد اسحاق

• القرد • الكلب • السلحفاء • الأسد • الحمار الأهلي • الفرس • الغزال • الوعل • الضفدع
• الضب • الغراب • الجمل • البغل • الفراشة • الدجاج • الحمار الوحشي • الجاموس • الدب
• الثعلب • الأرنب • الذئب • الفأر • الخروف • البط • الببغاء • الحمامة • الحرتيت

تحت الطبع

• الكنغر • الهدهد • البوم • البجع
• التمساح • فرس النهر • الخفاش • النعام

سلسلة حكايات كليلة ودمنه

إعداد : الأستاذ يعقوب محمد اسحاق

- عندما أصبح القرد نجارا
- الغراب يهزم الثعبان
- أسد غررت به أرنب
- المكاءالتى خدعت السمكات

تحت الطبع

• لقد صدق الجمل • سمكة ضيعها الكسل
• الكلمة التى قتلت صاحبها • قاض يحرق شجرة كاذبة

سلسلة التربية الإسلامية

للأستاذ يعقوب محمد اسحاق

• الله أكبر • الصلاة • صلاة العيدين • صلاة المسبوق • الشهادتان • التيمم
• قد قامت الصلاة • صلاة الاستخارة • صلاة الجمعة • أركان الاسلام • الوضوء
• صلاة الاستسقاء
• صلاة الجنازة
• صلاة الكسوف والخسوف

سلسلة حكايات للأطفال

نقلها إلى العربية الأستاذ عزيز ضياء

- سعاد لا تعرف الساعة
- الحصان الذى فقد ذيله
- تورتة الفراولة

كتب صدرت باللغة الأعلمية

Books Published in English by Tihama

- Surgery of Advanced Cancer of Head and Neck.

    By : F. M. Zahran
          A.M.R. Jamjoom
          M.D. EED

- Zaki Mubarak: A Critical Study.

    By Dr. Mahmud Al Shihabi

- Summary of Saudi Arabian
  Third Five year Development Plan

- Education in Saudi Arabia, A Model with Difference Second Edition'
    By Dr. Abdulla Mohamed Al-Zaid.

- The Health of the Family in A Changing Arabia
    By Dr. Zohair A. Sebai

- Diseases of Ear, Nose and Throat

    By :   Dr. Amin A. Siraj
           Dr. Siraj A. Zakzouk

- Shipping and Development in Saudi Arabia
    By Dr. Baha Bin Hussein Azzee

- Tihama Economic Directory.
- Riyadh Citiguide.
- Banking and Investment in Saudi Arabia.
- A Guide to Hotels in Saudi Arabia.
- Who's Who in Saudi Arabia.

مطابع سحر جدة
ت ٦٣١٤٤٠٥ / ٦٣١٤١١٩ / ٦٣١٤٥٣٣

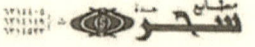

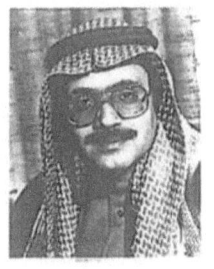

المُؤَلّف

- ● وُلِدَ في مَكَّة المكرَّمَة عَامَ ١٣٥٨هـ .

- ● حَصَّل عَلى • بكالوريوس الطب والجراحَة من كليَّة الطب بجامعَة عين شمس القاهرةِ (١٣٨٢هـ) .

  - • ديلوم طب المناطق الحارة من معهد بيرنارد نوخت.ألمـانيـا (١٣٨٥هـ) .

  - • ماجستير الصِّحَّة العَامَّة من جَامِعَة جونزهوبكتر - أمريكا .

  - • دكتوراه الصِّحَّة الدوليَّة من جَامِعَة جونزهوبكتر - أمريكا (١٣٨٩هـ) .

- ● عَمِل في التخطيط بوزارة الصِّحَّة (١٣٨٩ - ١٣٩٣هـ) ثمَّ أسْتاذاً بكلِيَّة الطب /جَامِعَة المَلك سُعُود (١٣٩٣ - ١٤٠٠هـ) ثمَّ عَمِيْداً لكُليَّة الطب في أبهَا .

- ● قدَّم برَنامجاً تلفزيونيًا (الطب وَالحياة) لعدَّة سَنوات .

شحر

(١١)

الصحـــة
حاضرها ومستقبلها
فــي
المملكة العربية السعودية

دكتور زهير أحمد السباعي

استاذ طب الأسرة والمجتمع
كلية الطب والعلوم الطبية
جامعة الملك فيصل

١٤٠٨هـ

الناشر: إدارة البحث العلمي ـ مدينة الملك عبدالعزيز للعلوم والتقنية ـ الرياض ـ المملكة العربية السعودية

١٩٨٨م

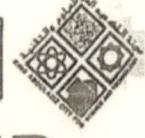

SEB

بسم الله الرحمن الرحيم

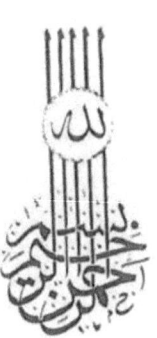

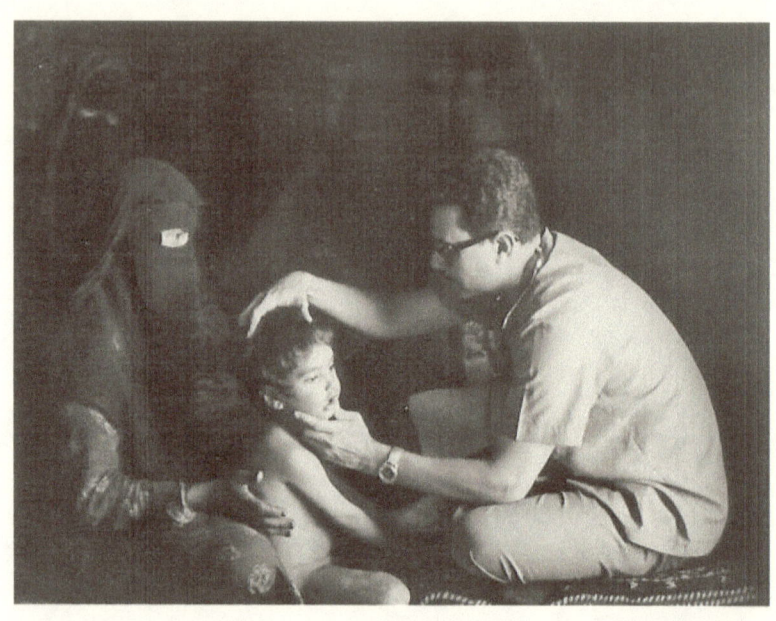

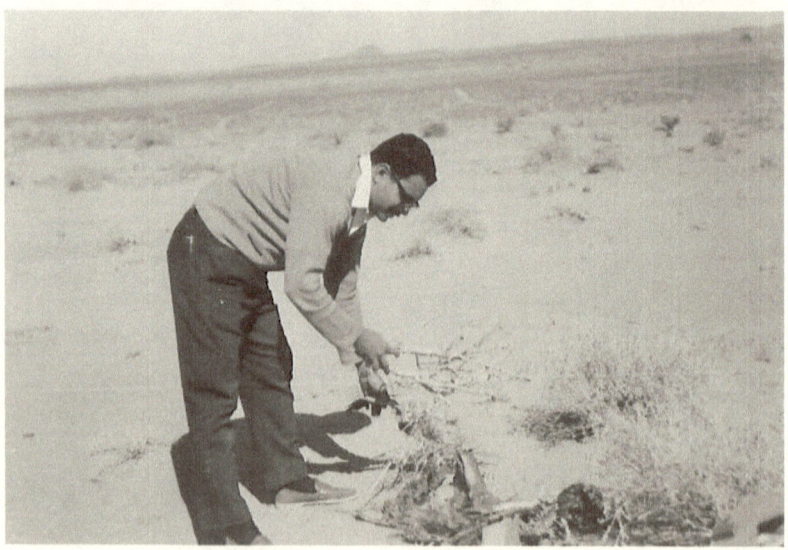

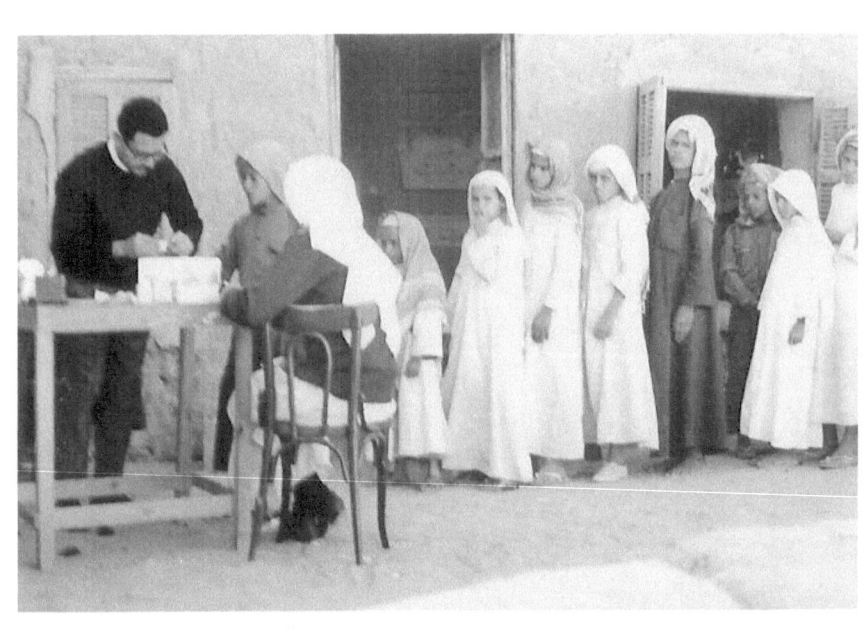

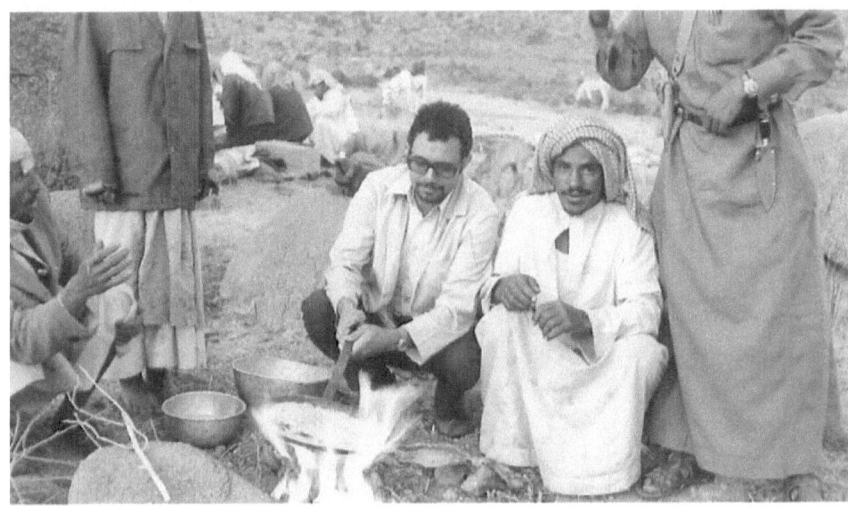

www.ingramcontent.com/pod-product-compliance
Lightning Source LLC
Chambersburg PA
CBHW032027290526
45786CB00011B/775
* 9 7 8 1 5 4 3 7 5 2 8 4 7 *